Guía de la Clínica Mayo sobre la enfermedad de Alzheimer

Ronald Petersen, M.D., Ph.D.

Editor en Jefe

Clínica Mayo

Rochester, Minnesota

La *Guía de la Clínica Mayo sobre la enfermedad de Alzheimer* proporciona un análisis profundo del conocimiento actual sobre la enfermedad y su relación con otras formas de demencia. Este libro contiene también explicaciones prácticas del tratamiento y los cuidados. Gran parte de esta información proviene directamente de la experiencia de médicos, psiquiatras, neurólogos y profesionales relacionados con el cuidado de la salud en la Clínica Mayo. Este libro puede ayudarle a comprender la enfermedad de Alzheimer y orientarle en sus decisiones sobre el tratamiento. La *Guía de la Clínica Mayo, sobre la enfermedad de Alzheimer* no respalda a ninguna compañía ni producto alguno. MAYO, CLÍNICA MAYO, INFORMACIÓN SOBRE LA SALUD DE LA CLÍNICA MAYO y el logotipo del triple escudo de la Mayo son marcas de la Mayo Foundation for Medical Education and Research.

Créditos de las fotografías: las de portada y páginas 1, 25, 63, 91 y 159 son de PhotoDisc.

Número de ficha en el catálogo de la Biblioteca del Congreso: 2002104996

Edición original:
ISBN 1-893005-22-4
Edición en español:
ISBN 970-655-585-4

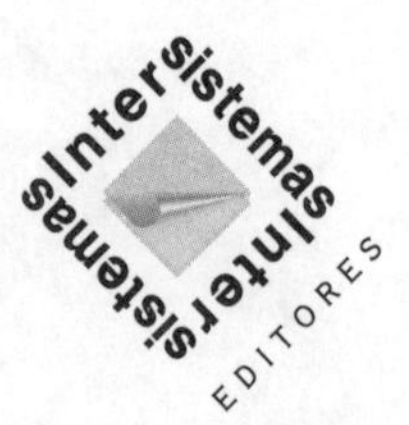

Intersistemas, S.A. de C.V.
Aguiar y Seijas No.75
México 11000, México, D.F.
Tel. (5255) 5520 2073
Fax. (5255) 5540 3764
E-mail: intersis@data.net.mx

Para ordenar más ejemplares:
www.medikatalogo.com o 01 800 9096900

Impreso en México
Primera edición

Sobre la enfermedad de Alzheimer

La enfermedad de Alzheimer es la forma más común de demencia. Esta última es la pérdida de las capacidades intelectuales y sociales lo suficientemente grave como para interferir con el funcionamiento cotidiano. Dicha pérdida se da en la gente con Alzheimer porque —por razones poco claras— el tejido sano del cerebro se degenera, causando un deterioro constante de la memoria y otras capacidades cognitivas.

Millones de personas padecen Alzheimer, una enfermedad que por lo general se desarrolla en personas de 65 años o más. Se espera que la cantidad de gente con Alzheimer se cuadruplique en los próximos 50 años a medida que más individuos llegan a la edad de 80 o 90 años.

Aunque no hay cura ni manera segura de prevenir el Alzheimer, los científicos han logrado grandes adelantos en la comprensión de la enfermedad. Los médicos son ahora capaces de diagnosticar el padecimiento en etapas mucho más tempranas y hay tratamientos que ayudan a mejorar la calidad de vida de la gente con Alzheimer. En estas páginas encontrará la información que necesita —basada en la experiencia de la Clínica Mayo— para comprender mejor esta compleja enfermedad y los últimos avances en su investigación.

Sobre la Clínica Mayo

La Clínica Mayo evolucionó de la práctica médica de frontera del Dr. William Worral Mayo y la sociedad con sus dos hijos, William J. y Charles H. Mayo, a principios de 1900. Presionados por las demandas de la ocupada práctica quirúrgica en Rochester, Minnesota, los hermanos Mayo invitaron a otros médicos a unirse a ellos, siendo pioneros de la práctica de grupo de la medicina. Actualmente, con más de 2,000 médicos y científicos en sus tres principales localizaciones en Rochester (Minnesota), Jacksonville (Florida) y Scottsdale (Arizona), la Clínica Mayo está dedicada a proporcionar diagnóstico integral, respuestas precisas y tratamientos eficaces.

Con la profundidad de sus conocimientos médicos, su experiencia y pericia, la Clínica Mayo ocupa una posición única como recurso de información para la salud. Desde 1983 la Clínica Mayo ha publicado información confiable para la salud para millones de consumidores a través de una diversidad de boletines, libros y servicios en línea, ganadores de premios. Los ingresos de nuestras publicaciones apoyan a los programas de la Clínica Mayo, incluyendo la educación y la investigación médica.

Equipo editorial

Editor en Jefe
Ronald Petersen, M.D., Ph.D.

Gerente Editorial
Kevin Kaufman

Editora de Redacción
Judy Duguid

Correctoras de Estilo
Miranda Attlesey
Donna Hanson

Investigadores Editoriales
Anthony Cook
Deirdre Herman
Michelle Hewlett

Colaboradoras en Redacción
Rachel Haring
Briana Melom

Director Creativo
Daniel Brevick

Diseñador
Craig King

Ilustración y Fotografía
Brian Fyffe
Christopher Srnka

Índices
Larry Harrison

Editores asociados y revisores

Bradley Boeve, M.D.
Richard Caselli, M.D.
Dennis Dickson, M.D.
Christopher Frye
Yonas Geda, M.D.
Neill Graff-Radford, M.D.
Michael Hutton, Ph.D.
Robert Ivnik, Ph.D.
Clifford Jack, Jr., M.D.
Kris Johnson R.N.
David Knopman, M.D.
Angela Lunde
Joseph Parisi, M.D.
Maria Shiung
Glenn Smith, Ph.D.
Eric Tangalos, M.D.
David Tang-Wai, M.D.
Robert Witte, M.D.
Steven Younkin, M.D., Ph.D.

Prefacio

Es frecuente que la gente asocie el envejecimiento con la pérdida de las funciones mentales, como la memoria y el juicio, y el inicio de conductas difíciles, como la depresión y la ansiedad. Estas experiencias no son necesariamente parte del envejecimiento normal, sino que pueden ser, de hecho, síntomas de demencia. Este libro se concentra en la enfermedad de Alzheimer, la forma más común de demencia.

Explicar la enfermedad de Alzheimer no es tarea fácil. En primer lugar, no sabemos mucho acerca de la enfermedad, incluida su causa y cómo detener o retardar su avance en el cerebro. En segundo, comprender la enfermedad de Alzheimer requiere cierto conocimiento profundo de las complejidades del cerebro. La primera parte de este libro intenta explicar la enfermedad en forma clara y breve, mediante la experiencia de la Clínica Mayo. Creemos que este material es esencial para comprender y enfrentar los sucesos que se presentan al desarrollarse la enfermedad.

La obra proporciona una visión amplia de los cuidados que se requieren, además de orientar hacia los recursos más autorizados. Asimismo, ofrece una Guía Rápida para Cuidadores, referencia práctica y de fácil acceso que comprende muchas preocupaciones urgentes.

No podemos omitir dar nuestro agradecimiento a dos personas esenciales para el lanzamiento y fomento de la investigación sobre el Alzheimer en la Clínica Mayo: el Dr. Emre Kokmen y el Dr. en Medicina y Salud Pública Leonard Kurland.

Ronald Petersen, M.D., Ph.D.
Editor en Jefe

Contenido

Parte 4: Los cuidados en la enfermedad de Alzheimer

Parte 1

Envejecimiento y demencia

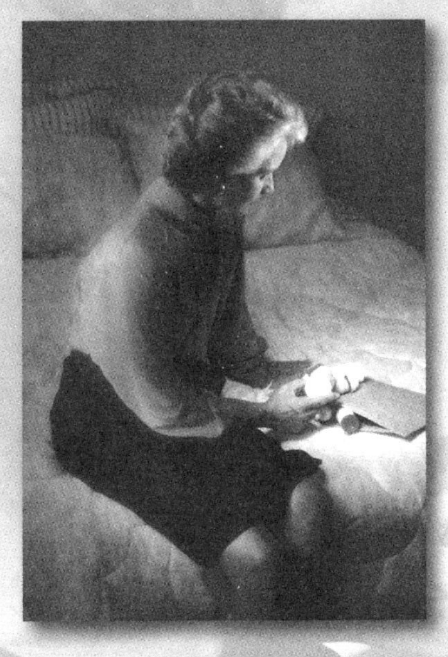

Capítulo 1

Envejecimiento normal y enfermedad de Alzheimer

> **¿Cuál es el secreto del truco?**
>
> **¿Cómo envejecí tan pronto?**
>
> **Ogden Nash**
> Preface to the Past

Si considera el desgaste constante que sufre su cuerpo con los años ¿tienen algo de extraño los cambios que resultan del envejecimiento? No obstante, es común que nos sorprendamos cuando músculos y articulaciones ya no tienen las mismas capacidades de antes o la mente parece menos ágil de lo que era. También es común que la edad tome a la gente desprevenida. Aunque este proceso complejo llamado envejecimiento ocurre a lo largo de muchos años, a algunos les parece sobrevenir de la noche a la mañana.

Es posible que el problema real no sea la velocidad con la cual envejece la gente, sino las diferencias en la manera de hacerlo. ¿Por qué parece que todos envejecen de manera tan diferente? Hay personas de 60 años que se ven y actúan como si fueran más jóvenes —y otros que parecen mucho más viejos. ¿Cómo es posible que algunos sigan siendo bastante vigorosos y activos a los 90 o incluso los 100 años, mientras que otros de la misma edad han sido incapaces de funcionar y cuidarse a sí mismos durante muchos años? Algunas de las diferencias se deben a una combinación de genética, estilos de vida y medio ambiente — con cierta cantidad de suerte.

Pero la respuesta también puede estar relacionada con otros procesos como una enfermedad. Los padecimientos del corazón, el ataque cerebral, la hipertensión, la diabetes o la demencia pueden ser la causa de graves problemas físicos y mentales. Por desgracia, los efectos de la enfermedad en los adultos mayores se consideran, a veces, como parte normal del envejecimiento, y la causa subyacente permanece sin diagnosticar. Algunas de estas enfermedades son potencialmente tratables, pero otras no lo son. Este libro trata sobre uno de los padecimientos más devastadores e intratables entre los adultos mayores: la enfermedad de Alzheimer (EA).

¿Me está fallando algo o estoy envejeciendo?

Sus preocupaciones iniciales sobre la enfermedad de Alzheimer pueden derivarse de las dudas y temores que resultan de la pérdida de memoria. La enfermedad de Alzheimer es un padecimiento que se presenta cuando hay una alteración en el cerebro, en particular cuando se da una pérdida de la comunicación entre las células cerebrales. La comunicación clara entre dichas células es vital para que el cerebro funcione de manera adecuada. Si se deterioran las capacidades de conexión cerebrales, las habilidades cognitivas —como su habilidad para pensar, razonar y recordar— se afectan o pierden.

Por desgracia, una idea común acerca del envejecimiento es que los cerebros viejos son incapaces de razonar y recordar. Es verdad que, al envejecer, es de esperar cierto grado de falta de memoria y que puede requerir más tiempo para responder a los problemas complejos. Pero con frecuencia hay incertidumbre de que los síntomas de este tipo puedan significar algo más grave que el envejecimiento. En otras ocasiones, dichos síntomas simplemente se aceptan o ignoran.

Los efectos de la enfermedad de Alzheimer son más graves que cualesquiera de los causados por el envejecimiento normal. El Alzheimer es un problema anormal, como el cáncer o la diabetes, y sus causas todavía se desconocen. La enfermedad se desarrolla en forma lenta y oculta, lo que puede esconder el alcance total del daño al cerebro. Por desgracia, su curso es inexorable e irreversible. Hasta la fecha, no hay cura, aunque los científicos han logrado mucho en el sentido de la comprensión y el diagnóstico de la enfermedad y en el tratamiento de sus síntomas.

¿Cuándo debe preocuparse por la falta de memoria? Todos olvidamos algo de vez en cuando, pero la pérdida de memoria causada por el Alzheimer es persistente y se vuelve más grave con el tiempo. La enfermedad avanza hasta afectar finalmente el lenguaje, juicio, comprensión y capacidad de concentración. El comportamiento puede cambiar y la persona puede tornarse agresiva, exageradamente

Pérdida de memoria

La pérdida de memoria que en ocasiones acompaña al envejecimiento es por lo general un signo de que las funciones cerebrales se están volviendo más lentas. Simplemente necesita más tiempo para recordar un nombre o la tarea que iba a realizar. Pero esto no evita que viva una vida plena y productiva. Es consciente de que es olvidadizo y puede indicárselo a los demás con una broma o alzando los hombros.

La gente con pérdida de memoria debida a algo más que el envejecimiento, como la enfermedad de Alzheimer, puede tener una experiencia muy diferente. En muchos casos siente que algo no está bien, pero es incapaz de determinar qué le molesta. En lugar de señalar su falla de memoria, puede actuar como si todo estuviera bien.

angustiada o depresiva o, incluso puede alejarse de la casa sin darse cuenta. Al final, la enfermedad de Alzheimer destruye la capacidad de realizar incluso las tareas más simples, como comer o vestirse.

Aunque la enfermedad de Alzheimer afecta sobre todo a adultos mayores de 60 años, esto no significa que la enfermedad sea el resultado inevitable del envejecimiento y que todos los adultos mayores llegarán a presentar sus signos y síntomas. Se cree que el potencial para la enfermedad puede desarrollarse a lo largo de muchos años, y las personas presentan los síntomas a una edad avanzada. En casos muy raros, el Alzheimer afecta a gente de 30 o 40 años. Puede aprender a vivir con lagunas ocasionales en la memoria, pero la pérdida persistente y cada vez más severa es más preocupante y puede ser razón para visitar al médico.

El envejecimiento en Estados Unidos

En el último siglo, los avances tecnológicos y las mejoras en sanidad, salud pública y medicina preventiva han ayudado a la gente a vivir más tiempo. En 1900, la esperanza de vida promedio era de 47 años. En la actualidad, dicha esperanza es de alrededor de 76 años. De hecho, los adultos mayores son uno de los segmentos de la población con crecimiento más rápido.

Hoy en día, cerca de 35 millones de estadounidenses son mayores de 65 años. La Oficina de Censos de Estados Unidos ha hecho la

¿Cuánto vivirá?

	Expectativa de vida al nacer		Años adicionales después de los 65	
Año	**Hombre**	**Mujer**	**Hombre**	**Mujer**
1900	46.4	49.0	11.4	11.7
1920	54.5	56.3	11.8	12.3
1940	61.4	65.7	11.9	13.4
1960	66.7	73.2	12.9	15.9
1980	69.9	77.5	14.0	18.4
2000	73.2	79.7	15.8	19.3

El tiempo, como dicen, lo es todo. Si uno era bebé en 1900, podía esperar alcanzar los 45 o casi 50 años de vida. Si sobrevivía las enfermedades de la infancia y alcanzaba los 65, era probable que viviera hasta los 75. Por otra parte, si nació en el año 2000 y está vivo a los 65, puede esperar vivir hasta los 85 años.

Fuente: Office of the Chief Actuary, Social Security Administration

proyección que para el año 2050 cerca de 82 millones de personas estarán en este grupo de edad.

A medida que más y más personas llegan a la edad del retiro, las enfermedades como el Alzheimer, que tienden a desarrollarse en etapas tardías de la vida, se vuelven más comunes. Los estudios señalan, de manera consistente, que el número de personas con enfermedad de Alzheimer (la prevalencia de EA) se eleva en forma drástica con cada año de edad, duplicándose cada cinco años después de los 65. Los cálculos de la cantidad de gente que sufre Alzheimer en la actualidad varían entre los dos y cuatro millones de personas, y las mujeres se ven más afectadas que los hombres. Sin embargo, no todas las razones de este patrón están claras, aunque una razón obvia es que las mujeres por lo general viven más tiempo que los hombres.

Hoy en día, se informa de cerca de 360,000 nuevos casos de EA (incidencia) cada año en Estados Unidos. Dado que la población de adultos mayores va en aumento, los científicos calculan que el número de casos nuevos de Alzheimer que se informan cada año también aumentará.

Algunos estudios proyectan que la cantidad de gente que vivirá con la enfermedad se cuadruplicará en los siguientes 50 años, lo cual dará como resultado un incremento significativo en los costos del cuidado de la salud.

Aunque la carga emocional del Alzheimer es difícil de determinar, los costos financieros pueden calcularse, ¡y son sorprendentes! Diferentes estudios sugieren que el costo anual promedio de la atención para alguien con Alzheimer fluctúa entre 27,000 a 47,000 dólares. Los expertos calculan que el costo anual total nacional del cuidado para el Alzheimer alcanza a miles de millones de dólares.

Desde luego, el problema no ha pasado inadvertido. La investigación sobre la enfermedad de Alzheimer se ha convertido en una prioridad nacional apoyada por el gobierno de Estados Unidos. Los investigadores no sólo se están concentrando en encontrar las causas y los factores de riesgo asociados con el Alzheimer, sino también en identificar la enfermedad en sus etapas tempranas y mejorar los métodos de tratamiento y cuidado. Los estudios sugieren que si el tratamiento proporcionara incluso un retardo de dos años en el inicio de la enfermedad, se podría reducir el número esperado de personas con Alzheimer en 50 años por lo menos en dos millones.

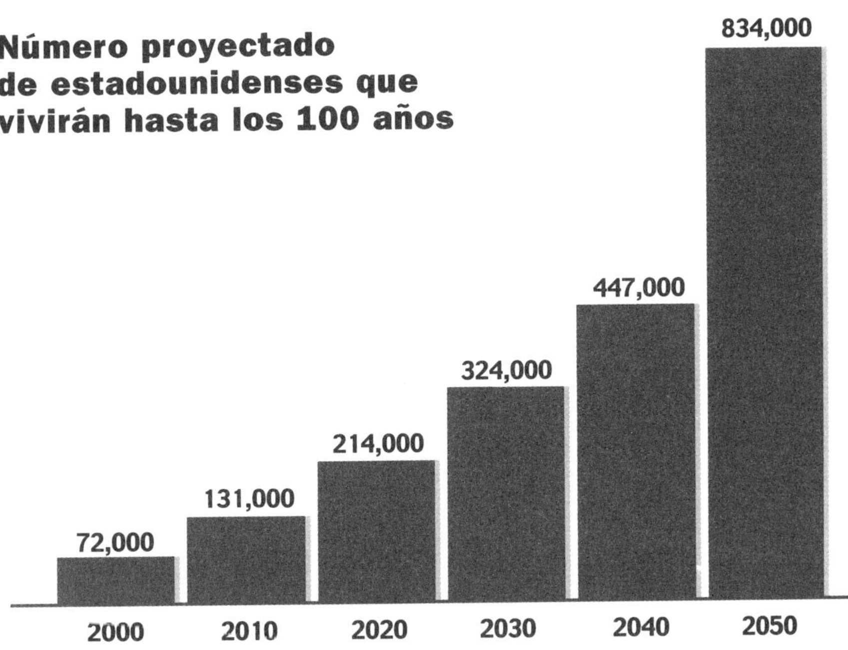

Fuente: J.C. Day, 1996, Population Projections of the United States by Age, Sex, Race and Hispanic Origin. U.S. Bureau of Census, Current Population Reports, P25-1130, U.S. Government Printing Office, Washington, D.C.

Hacia una mejor comprensión del envejecimiento

El estudio del Alzheimer, así como otras enfermedades que pueden afectarlo al envejecer, ha permitido a los investigadores aprender más sobre el proceso normal del envejecimiento. La pregunta fundamental que buscan contestar algunos científicos es la manera en que la gente envejece en ausencia de la enfermedad. ¿Es posible caracterizar el curso del envejecimiento "normal"?

Como indicación, el Estudio Longitudinal de Baltimore sobre el Envejecimiento ha publicado declaraciones generales acerca de la manera típica de envejecer de la gente:

- El corazón crece un poco, y el consumo máximo de oxígeno disminuye.
- La presión sanguínea sistólica aumenta.
- La masa muscular y la fuerza de presión en las manos disminuyen.
- Se reduce la capacidad máxima de respiración.
- El cerebro sufre pérdida y daño de las células nerviosas.
- La vejiga pierde capacidad, lo cual lleva a micción más frecuente e incontinencia.
- Los riñones se vuelven menos eficientes para eliminar desechos del torrente sanguíneo.

Recuerde que esta información sólo describe lo que le sucede en promedio a las personas. No predice de manera exacta cómo envejecerá usted. La forma en que usted envejece depende de su combinación individual de genética, estilo de vida y medio ambiente, con el agregado de cualquier influencia del proceso de enfermedad.

Muchos cambios relacionados con la edad suceden en el nivel más fundamental: esto es dentro de las células. Las células son los ladrillos básicos que construyen los tejidos y órganos que forman el cuerpo. Al envejecer, ciertas células pierden parte de sus funciones. Las membranas celulares cambian, haciendo que el proceso de recibir nutrientes y liberarse de desechos tóxicos sea más difícil; además, los tejidos tienden a volverse más duros, haciendo que órganos, vasos sanguíneos y vías respiratorias sean más rígidos.

¿El envejecimiento afecta la cognición? Los investigadores todavía están tratando de responder esta pregunta. El cerebro está constituido por miles de millones de células. Al envejecer, el número de células cerebrales disminuye de manera paulatina, llevando a la pérdida o reducción de la masa cerebral, un proceso llamado atrofia. La pérdida se distribuye de manera desigual en todo el cerebro, y algunas partes se ven más afectadas que otras. Aunque es difícil adjudicar los problemas cognitivos de manera directa a estos cambios físicos, se puede esperar cierta pérdida de memoria y de las capacidades de razonamiento entre los adultos mayores. Las habilidades sensoriales, como tacto, gusto, oído, visión y olfato, se vuelven menos eficientes al hacerse más lenta la comunicación entre las neuronas.

Pero los científicos también saben que muchos de los cambios que en ocasiones se consideran como senilidad no son inevitables con la edad. Muchos adultos mayores permanecen con la mente alerta y activa y tan inteligentes como siempre. Sus preocupaciones por lo general implican que su recuperación de la información se vuelve más lenta. Por otra parte, la pérdida grave de memoria, la confusión, los cambios de personalidad y la incapacidad de realizar tareas de rutina se conocen de manera colectiva como demencia y son el resultado de procesos cerebrales anormales, no de la edad. La enfermedad de Alzheimer es la causa más común de demencia.

Hacia una mejor comprensión del Alzheimer

Después de recibir el diagnóstico de Alzheimer, el expresidente Ronald Reagan escribió una carta a los estadounidenses diciendo que esperaba que al hacer público su diagnóstico se incrementara la conciencia de que la enfermedad está presente en todas partes. De hecho, el mundo ha logrado una mayor comprensión de esa enfermedad en los últimos diez años que en los 50 años anteriores. Incluso, ahora, los científicos siguen descubriendo nuevos aspectos acerca del cerebro y de esta enfermedad a una velocidad sin precedentes.

Los siguientes capítulos le proporcionan el conocimiento actual sobre este mal —cómo cambia al cerebro el Alzheimer, la manera en que dichas transformaciones afectan a la persona que sufre la enfermedad, y la forma en que los médicos son capaces de diagnosticarla. Este libro también presenta las últimas teorías sobre las causas y el curso de desarrollo del Alzheimer, y describe lo que se está haciendo para encontrar maneras de tratar y prevenir con eficiencia dicha enfermedad.

Quizá sea más importante para usted contar con consejos prácticos sobre la manera de enfrentar el Alzheimer aquí y ahora, incluyendo la forma de aceptar un diagnóstico y seguir con su vida, la transición al papel de cuidador, cómo enfrentar los comportamientos retadores, mantener las relaciones y cuidarse a sí mismo mientras cuida a los demás. En la sección media del libro, encontrará una Guía Rápida para tratar una variedad de situaciones, que van desde el ejercicio y la nutrición hasta el manejo de la ansiedad. Verá que, aunque el Alzheimer es un reto serio, se trata de una enfermedad que mucha gente en el mundo enfrenta todos los días con éxito y significativamente.

Senilidad y demencia

Senilidad es una palabra que con frecuencia se considera sinónimo de *demencia*. Incluso se utilizan ambas palabras juntas en el término *demencia senil*. ¿Hay una diferencia en estos términos?

La palabra *senil* viene del latín *senilis*, que significa "anciano". El diccionario define senil como alguien que presenta una pérdida de sus facultades mentales asociada a la vejez— en otras palabras, aquellos problemas cognitivos o del comportamiento que se consideran característicos de algunos adultos mayores. En muchos aspectos, el término es obsoleto.

Demencia es un término médico que indica un síndrome —una colección de signos y síntomas— que implica una disminución en las capacidades intelectuales y sociales, siendo más grave que lo que ocurriría con el envejecimiento. Los signos y síntomas de la demencia incluyen pérdida grave de la memoria, desorientación y cambios en la personalidad. Muchos padecimientos pueden causar demencia, incluyendo la enfermedad de Alzheimer.

En el pasado, era frecuente que los médicos consideraran senilidad lo que ahora sabemos que es demencia. Se pensaba que la degeneración del cerebro era simplemente el resultado de envejecer. Hoy los científicos saben que, aunque la demencia puede estar asociada con el envejecimiento, no es parte del proceso normal de éste.

Capítulo 2

Cómo funciona el cerebro y lo que puede fallar

> **El cerebro humano pesa sólo de 1.5 a 2 kg pero contiene cerca de 100,000 millones de neuronas (células nerviosas). Aunque ese número extraordinario es de la misma magnitud que la cantidad de estrellas en la Vía Láctea, no puede explicar la complejidad del cerebro.**
>
> **Dr. Gerald D. Fischbach**
> Mind and Brain

Los científicos estudian los secretos de la mente con la misma dedicación y con el mismo celo con los que investigan los astrónomos y cosmólogos al universo. El cerebro humano se ha medido, escaneado, probado, disecado, descrito y analizado incontables veces. Pero cada misterio que se ha resuelto sólo parece develar más preguntas y acertijos acerca de su funcionamiento. Los avances en la ciencia y la tecnología han proporcionado tantas visiones nuevas sobre esta parte vital del cuerpo humano, que el Congreso de Estados Unidos nombró a los años noventa como la Década del Cerebro. A pesar de estos logros, el cerebro sigue siendo una fuente de fascinación y maravilla.

En el capítulo 1 aprendió que la enfermedad de Alzheimer implica el rompimiento de la comunicación que se lleva a cabo entre miles de millones de células cerebrales. Para comprender cómo sucede este rompimiento, es útil saber cómo funciona el cerebro normal. En este capítulo, examinará las diversas estructuras del cerebro humano y aprenderá algunas de sus funciones principales. También verá cómo puede fallar el funcionamiento de estas partes y cómo el daño resultante puede causar demencia.

Cerebro y sistema nervioso

El cerebro controla virtualmente todas las actividades del cuerpo, desde los instintos básicos de supervivencia hasta el análisis intelectual elaborado y el pensamiento creativo. Organiza y da forma a sus emociones. Vigila y dirige las funciones y acciones físicas corporales. El cerebro está protegido por la cubierta ósea del cráneo y acojinado por capas de membrana. Una red intrincada de vasos sanguíneos le proporciona el alimento y oxígeno que necesita. Las sustancias químicas dentro de las células nerviosas del cerebro producen señales eléctricas. Estos impulsos se transmiten a lo largo de vías llamadas circuitos. Los circuitos son el medio a través del cual recibe, procesa, almacena, recupera y transmite la información.

El sistema nervioso

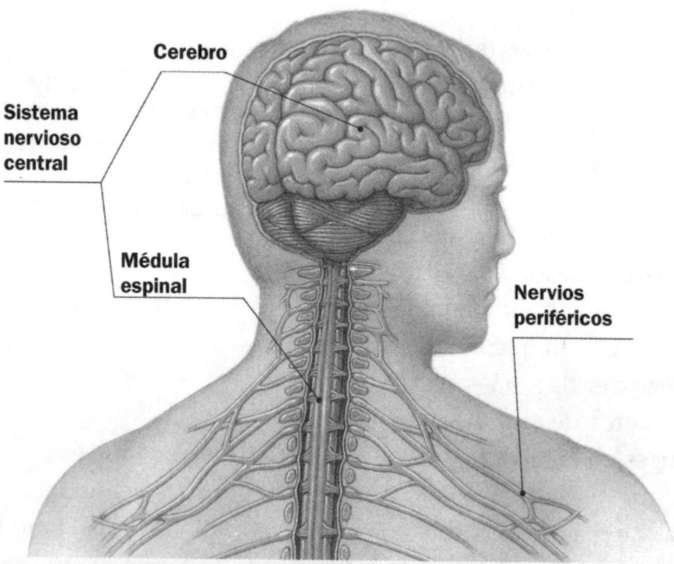

Junto con la médula espinal, el cerebro forma el sistema nervioso central. Extendiéndose desde la médula espinal hay nervios que se ramifican en todo el cuerpo, hasta las puntas de los dedos de pies y manos. Esta red se llama sistema nervioso periférico. Todo el tiempo los nervios reúnen información de fuera y de adentro del cuerpo y envían mensajes al cerebro describiendo lo que encuentran y preguntando cómo deben responder.

El cerebro recibe cientos de mensajes de esta red de nervios. A medida que el cerebro interpreta y jerarquiza los mensajes, las piezas importantes de información se envían a distintas partes del encéfalo para que se almacenen en la memoria. Cuando la interpretación termina, lo cual puede ser un proceso de fracciones de segundo, el cerebro dispara instrucciones de regreso que les indican a dedos, piernas, boca, corazón o cualquier otra parte del cuerpo cómo responder.

Al procesar, clasificar, archivar y responder con rapidez a los mensajes que entran, el cerebro le da significado al mundo circundante. La manera en que éste lleva a cabo dichas tareas, la cual es diferente a la forma en que funciona el cerebro de otra persona, lo convierte en el individuo único que es.

Recorrido por el cerebro funcional

El cerebro está formado por diversas estructuras, y cada una de ellas tiene una variedad de responsabilidades y tareas que llevar a cabo. En un cerebro normal y sano, estas estructuras funcionan juntas en forma eficiente, coordinada e increíblemente compleja.

Las estructuras básicas del encéfalo incluyen al tallo cerebral, cerebelo y cerebro. El tallo cerebral, localizado en la base del cerebro, es responsable de algunas de las funciones más básicas que necesita

Lóbulos del cerebro

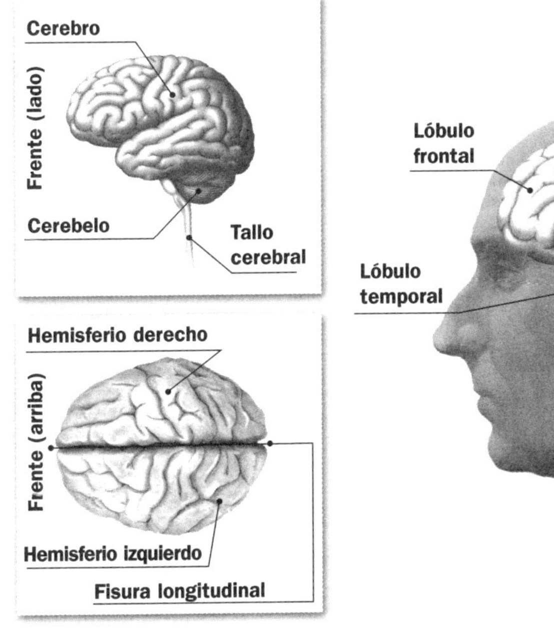

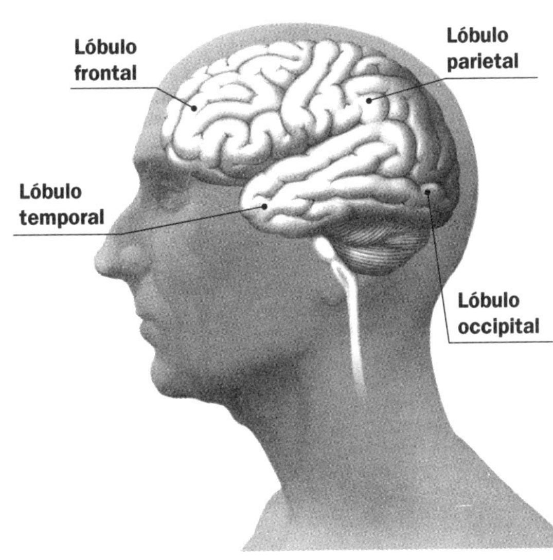

para sobrevivir, como respirar y controlar el ritmo cardiaco. El cerebelo, que se encuentra en la parte posterior del tallo cerebral, es responsable del equilibrio y el movimiento.

El cerebro, que descansa en la parte superior del tallo cerebral, es la estructura más grande del encéfalo humano y quizá la más reconocible debido a su apariencia llena de pliegues. La superficie externa del cerebro es una capa de tejido de menos de seis milímetros de grosor. De apariencia café grisácea y rugosa, esta capa es la corteza cerebral, o lo que se llama en forma vulgar la materia gris. La corteza cerebral es en donde tienen lugar la mayoría de las operaciones intelectuales: pensar, razonar, analizar, organizar, crear, tomar decisiones y planear el futuro. Las hendiduras y pliegues de la corteza permiten que una mayor superficie se acomode en el cráneo, aumentando así la cantidad de información que puede procesarse. Bajo la corteza cerebral se encuentra la materia blanca, que desempeña un papel importante en la transmisión de los impulsos nerviosos entre las diversas estructuras del cerebro.

El cerebro se divide en los hemisferios izquierdo y derecho, separados por una profunda fisura. Si pone sus dos puños juntos frente a usted puede dar una imagen burda de la apariencia del cerebro. Ambos hemisferios están conectados por una banda gruesa de fibras de células nerviosas llamada cuerpo calloso.

Cada hemisferio se subdivide en cuatro lóbulos, y cada lóbulo dirige diferentes actividades. El lóbulo frontal de cada hemisferio, localizado directamente detrás de la frente, está asociado con la personalidad, la solución de problemas, el pensamiento abstracto y los movimientos finos. Detrás del lóbulo frontal se encuentra el parietal, que recibe la información sensorial, como dolor, gusto y tacto. Este lóbulo contiene sus capacidades visuoespaciales, las cuales le permiten orientarse y "navegar" dentro del medio que le rodea. El lóbulo temporal está situado aproximadamente detrás de las sienes a los lados de la frente. Esta área es vital para el oído y la comprensión del lenguaje, y está implicada en la percepción y la memoria. En la parte de atrás de cada hemisferio se encuentra el lóbulo occipital, el cual es responsable principalmente de la visión y, por tanto, se le llama también corteza visual.

El sistema límbico se localiza en las regiones internas del cerebro y está asociado con las emociones y motivaciones (vea la página C1 en la sección a color). Se encuentra conectado de manera cercana con los

El cerebro funcional

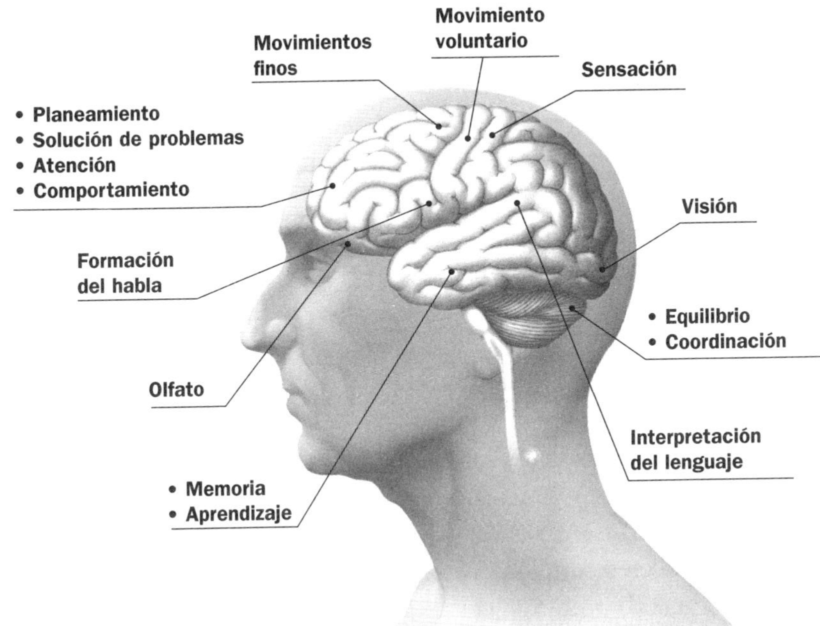

lóbulos frontal y temporal. El sistema está compuesto por diversas estructuras que desempeñan un papel en el procesamiento de la información sensorial que bombardea al cerebro y en la regulación de sistemas vitales del organismo. Las estructuras incluyen:

- El hipotálamo, el cual controla funciones corporales como comer, dormir y la conducta sexual, mantiene la temperatura y el equilibrio químico del organismo, y regula las hormonas.
- La amígdala, que gobierna emociones como enojo y temor y provoca la respuesta ante el peligro, ya sea que lo enfrente o huya (llamada comúnmente la respuesta de huida o combate).
- El hipocampo, que desempeña un papel esencial en el sistema de memoria, clasificando y enviando nuevos fragmentos de información para que se almacenen en secciones apropiadas del cerebro y recobrándolos cuando sea necesario.

Otra estructura interna del cerebro, pero que no es parte del sistema límbico, es el tálamo. El papel de este último es filtrar y jerarquizar la información de los sentidos y canalizar los mensajes desde y hacia diversas partes del cerebro.

Funciones cognitivas

El término *cognición* viene del latín *cognoscere*, que significa "saber". Tiene sentido, entonces, que las capacidades cognitivas sean las que le permiten saber cosas. Percepción, razonamiento, atención, juicio, memoria e intuición son, todas, capacidades cognitivas importantes. Los muchos aspectos de la cognición son funciones esenciales del cerebro.

Aunque en la sección precedente las actividades cognitivas como la memoria se asociaban con partes específicas del cerebro, de hecho

Cómo se crea la memoria

La memoria implica la capacidad para almacenar información acerca de objetos, experiencias y sucesos y para recuperar y usar esa información para necesidades inmediatas o planes futuros. Pero no hay un almacén central en el cerebro donde se procese y guarde toda la memoria. El hipocampo clasifica y hace paquetes de información sensorial e integra cada pieza en su red apropiada de almacenamiento en muchas zonas del cerebro. Por ejemplo, el sonido de su canción favorita puede guardarse en los lóbulos temporales, que contienen las áreas auditivas del cerebro. El conocimiento de la letra, por otra parte, puede mantenerse en las zonas de lenguaje y visión de los lóbulos frontal, temporal, parietal y occipital. Recuperar un solo recuerdo puede requerir el reensamblaje de fragmentos de información de muchas partes del cerebro.

Para que un recuerdo se guarde durante mucho tiempo, debe pasar por un proceso llamado consolidación. Digamos que está aprendiendo a tocar el piano. Presiona una tecla negra y delgada y el sonido vibra por unos breves momentos en sus oídos. Ese breve milisegundo de reconocimiento es la memoria sensorial en acción. Luego el maestro señala un símbolo en una hoja de papel frente a sus ojos y le dice: "Ésa es la nota de mi bemol". Vuelve a tocar la tecla. El sonido de la nota y la información que recibió del maestro están registrados ahora en su memoria a corto plazo.

Si se va y nunca vuelve a tocar la nota, es muy probable que olvide la información que aprendió y que no recuerde cómo suena la nota mi bemol. Si, por otra parte, practica con regularidad, la mayoría de las actividades mentales se basan en regiones múltiples del cerebro. Por ejemplo, el hipocampo puede ser el tablero de control principal del sistema de memoria, pero dicho sistema también requiere de la participación de las cortezas frontal y temporal, y casi todas las partes del cerebro participan en el almacenamiento de memoria. De igual manera, su capacidad para concentrar la atención, la cual le permite seleccionar objetos o sucesos en su medio que son de gran importancia para usted —e ignorar lo que no es importante— depende en gran medida de los

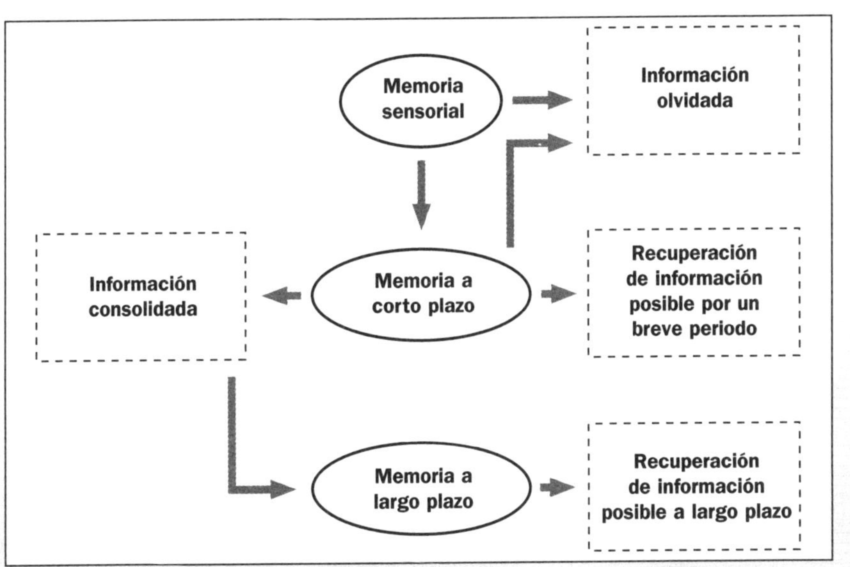

asociando la nota del papel con la tecla que toca, esta información pasará a la memoria a largo plazo. La consolidación de la memoria por lo general requiere de atención, repetición y asociación de ideas. La información que se consolida no se olvida con tanta facilidad como la almacenada en la memoria a corto plazo.

Los sucesos con cargas emotivas también pueden registrarse en la memoria a largo plazo, aunque no necesitan la repetición que requiere la información aprendida. Mucha gente recordará para siempre dónde estaban y qué estaban haciendo en el momento de una calamidad. Un ejemplo sería los ataques al *World Trade Center* y al Pentágono el 11 de septiembre de 2001.

lóbulos frontales. Pero el tálamo, tallo cerebral, otras estructuras del sistema límbico y otras partes de la corteza cerebral también desempeñan papeles vitales.

Neuronas y comunicación celular

La unidad básica del cerebro y sistema nervioso es la célula nerviosa llamada neurona. Las neuronas permiten la comunicación entre las diferentes partes del cuerpo. Lo hacen generando impulsos eléctricos —mensajes— y canalizando dichos impulsos entre el cerebro y el resto del cuerpo. Alrededor de las neuronas se encuentran las células de neuroglia que actúan como guardaespaldas —protegen, nutren y sostienen a las neuronas. El cerebro humano contiene cerca de 12,000 millones de neuronas y 15,000 millones de células de neuroglia.

Cada neurona está formada por un cuerpo celular que contiene un núcleo y otras estructuras esenciales para la función neuronal. Extendiéndose desde el cuerpo celular se encuentran ramas llamadas

Estructura de la neurona

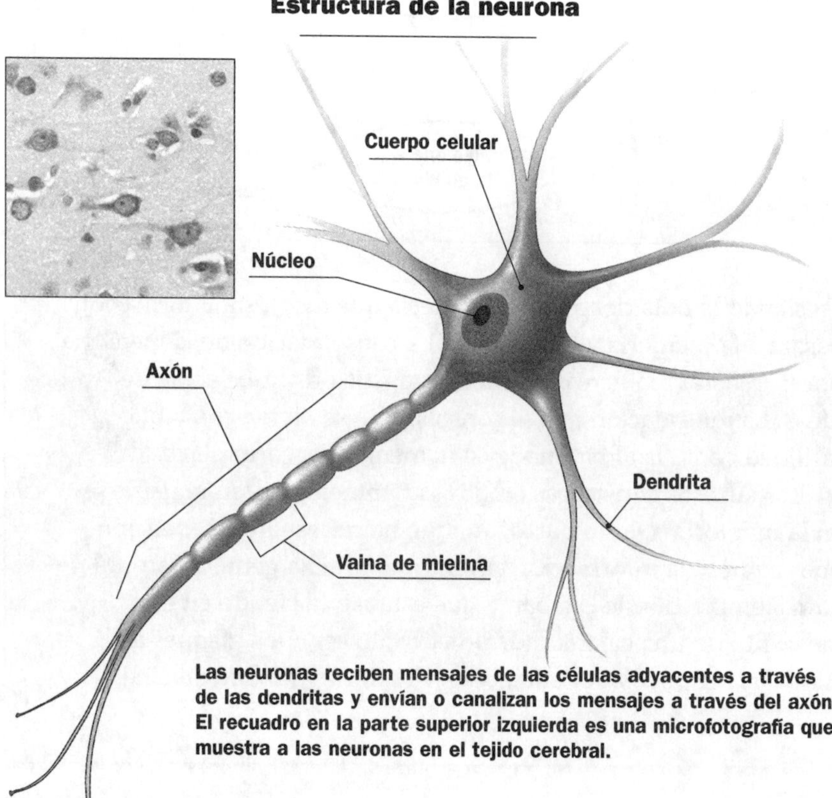

Las neuronas reciben mensajes de las células adyacentes a través de las dendritas y envían o canalizan los mensajes a través del axón. El recuadro en la parte superior izquierda es una microfotografía que muestra a las neuronas en el tejido cerebral.

dendritas, las cuales reciben los mensajes que entran desde otras neuronas. También extendiéndose desde el cuerpo se encuentra una rama más larga y única llamada axón, que lleva los mensajes de salida desde el cuerpo celular a otras células. Interconectadas de esta manera, las neuronas se comunican de forma eficiente y a la velocidad del rayo.

Envolviendo a la mayoría de los axones se encuentra una sustancia blanca y grasa llamada mielina. Dicha sustancia ayuda a aislar al axón y acelera la transmisión de los mensajes. Los axones cubiertos por mielina, con apariencia blanquecina, se encuentran en la materia blanca del cerebro.

Con el fin de enviar un impulso (el mensaje), la neurona debe ser estimulada por algún estímulo: desde un piquete en el dedo hasta una escena graciosa en una película o un impulso que llegue de otra neurona. Dentro de la célula nerviosa, el impulso eléctrico viaja a través del cuerpo hacia la punta del axón, donde hay sacos diminutos que contienen neurotransmisores —sustancias químicas que actúan como mensajeros de la información (véase la página C2 en la sección en color). La llegada de las señales del impulso liberan los neurotransmisores hacia una sinapsis, la cual es el espacio entre el axón y la célula adyacente. En la sinapsis, los neurotransmisores se unen a los receptores en la célula receptora. La membrana de esta última se altera de manera que crea de nuevo el impulso, y el proceso se inicia otra vez.

Una vez que los neurotransmisores han hecho su trabajo, se destruyen o regresan a su célula de origen donde pueden ser reutilizados. De esta manera, el mensaje pasa de una neurona a otra hasta que el impulso viaja a su destino final, que podría ser una parte del cerebro, un órgano como el corazón o pulmones, o alguno de los músculos.

Las neuronas permanecen sanas convirtiendo a los nutrientes que se encuentran en la sangre circulante, como el oxígeno, en energía. *Metabolismo* es un término que abarca todas las reacciones químicas que tienen lugar en forma continua en el cuerpo para mantenerlo vivo. Un tipo de reacción metabólica rompe las sustancias para liberar la energía que requiere para vivir. Otro tipo de reacción metabólica produce sustancias que el cuerpo necesita para reparar o renovar células de manera que puedan funcionar de manera adecuada. En este sentido, las proteínas asumen un papel importante en el mantenimiento de células y tejidos; por ejemplo, las proteínas especiales llamadas enzimas permiten acelerar las reacciones y, por tanto, ayudan al metabolismo.

Cómo fallan las cosas

Al igual que una máquina bien afinada, el cerebro y sistema nervioso dependen del equilibrio armónico entre todas las partes para su funcionamiento eficiente; pero como describimos antes, el proceso de envejecimiento produce cambios en el cerebro que pueden alterar este equilibrio. Cada día muere un determinado número de neuronas sin que se produzcan nuevas neuronas de reemplazo. El cerebelo, el cerebro y el hipocampo sufren pérdidas celulares de manera considerable como resultado del envejecimiento (lo cual afecta la memoria, el equilibrio y el movimiento, por ejemplo), aunque el tallo cerebral, el tálamo y el hipotálamo parecen estar menos afectados (y mantienen muchas funciones básicas de supervivencia). Las sinapsis que permiten la comunicación celular desaparecen y los circuitos de ciertos neurotransmisores se bloquean, inhibiendo aún más la comunicación. Así, el cerebro se encoge en tamaño y peso. Estos cambios pueden dar como resultado una ligera pérdida de memoria y una función cognitiva más lenta. Por ejemplo, los problemas para recordar nombres o encontrar la palabra adecuada se vuelven más comunes con la edad.

Aunque estos efectos de la edad son problemáticos y pueden requerir cambios en el estilo de vida, no necesariamente lo incapacitan. La afección severa de las funciones mentales, la cual con frecuencia niega la independencia y la capacidad de cuidarse a uno mismo, es casi siempre el resultado de un padecimiento neurodegenerativo. Como lo implica la palabra, *neurodegenerativo* significa la degeneración de las neuronas —pero de muchas más de lo que ocurre en el envejecimiento normal. Hay muchos padecimientos neurodegenerativos, incluyendo la enfermedad de Alzheimer, el mal de Parkinson, el de Huntington y la demencia frontotemporal. Algunas enfermedades pueden ser hereditarias y otras esporádicas, lo cual significa que se da un solo caso dentro de una familia. La causa de muchos de estos trastornos se desconoce, pero su desarrollo con frecuencia se caracteriza por la acumulación de proteínas defectuosas en el cerebro. Por lo regular las células sanas pueden eliminar las proteínas defectuosas, pero en un padecimiento neurodegenerativo este material proteico se acumula formando agregados y comienza a interferir con la función normal de las células nerviosas.

Acumulación de proteínas: un enlace común

La acumulación anormal de ciertas proteínas en el cerebro es una característica que comparten muchos padecimientos neurodegenerativos. Estas proteínas no provienen de la dieta, sino que se producen en el propio organismo. Las proteínas son compuestos que llevan a cabo muchas funciones vitales en el cuerpo. Hay miles de tipos diferentes de estos compuestos que realizan distintas tareas. La mayoría de los científicos cree que la acumulación de ciertas proteínas es tóxica para las neuronas y sospecha que es por lo menos una causa de los signos y síntomas en la gente que padece estas enfermedades. Diferentes tipos de proteínas están asociadas con las distintas enfermedades:

Enfermedad	Proteína
Enfermedad de Alzheimer	Amiloide
Enfermedad de Parkinson	Alfa-sinucleína
Enfermedades de Creutzfeldt-Jakob	Priones
Enfermedad de Huntington	Huntingtina
Demencia frontotemporal con mal de Parkinson (FTDP-17), parálisis progresiva paranuclear, enfermedad de Pick	Tau

En la actualidad, los científicos investigan la manera de reducir, eliminar o evitar la acumulación de estas proteínas. La esperanza es que tal acción pueda ser la base para tratar la enfermedad en cuestión.

Las diferentes enfermedades neurodegenerativas pueden afectar estructuras muy diferentes del cerebro. Los padecimientos del tipo del mal de Parkinson afectan al movimiento muscular y la coordinación, causando temblores. Una enfermedad como el Alzheimer altera la memoria y cognición de la persona, lo cual con frecuencia va acompañado por conductas provocativas; además, puede haber problemas con el habla y la comprensión del lenguaje. Alguien que presente este grupo particular de síntomas puede diagnosticarse como lo que se conoce como demencia.

Signos y síntomas de la demencia

La demencia es una disminución progresiva de las capacidades intelectuales y sociales que afecta el funcionamiento cotidiano. Es el resultado de procesos anormales en el cerebro, no de la edad. No obstante, los estudios indican que la demencia es más común a medida que la gente envejece: se calcula que entre cuatro a ocho por ciento de la gente mayor de 65 años puede tener demencia moderada a grave. En aquellos mayores de 80 años, hasta 20 por ciento puede presentar alguna forma de demencia.

De hecho, la demencia es un síndrome —una serie de signos y síntomas que se manifiestan juntos— y no el nombre de un padecimiento. Muchas enfermedades pueden causar demencia. Algunas formas son producto de condiciones neurológicas o médicas específicas y pueden ser tratables. En otras formas, como el Alzheimer, las causas se desconocen y el tratamiento no puede detener su avance.

Con frecuencia es difícil reconocer los signos y síntomas tempranos de la demencia, ya que variarán de un individuo a otro, dependiendo de la genética, el estilo de vida, las bases culturales y las experiencias personales de la vida. Algunas de las características comunes de la demencia incluyen:

- Pérdida grave de la memoria.
- Confusión.
- Incapacidad de formular pensamientos abstractos.
- Dificultad para concentrarse.
- Dificultad para llevar a cabo tareas rutinarias o complejas.
- Cambios de personalidad.
- Comportamiento paranoide o extraño.

Los problemas como fiebre alta, deshidratación, deficiencia vitamínica y mala nutrición, problemas tiroideos, malas reacciones a los medicamentos y lesiones menores en la cabeza pueden causar cambios en el cerebro y afectar las funciones cognitivas, pero muchas de estas condiciones son temporales, repentinas o reversibles. Sentirse deprimido, solo o aburrido y tener que enfrentar los cambios de la etapa tardía de la vida también pueden hacer que una persona se sienta desorientada.

Por otra parte, la falta de memoria y la confusión persistentes pueden ser signos de Alzheimer, pequeños infartos cerebrales (demencia vascular) o una serie de otros trastornos cerebrales que se sabe causan demencia. Si nota estos síntomas en usted o en un ser querido, es importante no descartarlos simplemente como "envejecimiento". Hable con el médico. Éste le podrá ayudar a aclarar las cosas. Si el problema es reversible, puede obtener tratamiento apropiado; si no lo es, un diagnóstico temprano es el mejor diagnóstico. Cuando el tratamiento para una enfermedad como el Alzheimer se inicia temprano, hay mayor oportunidad de manejar la enfermedad con mayor eficiencia.

Causas de demencia

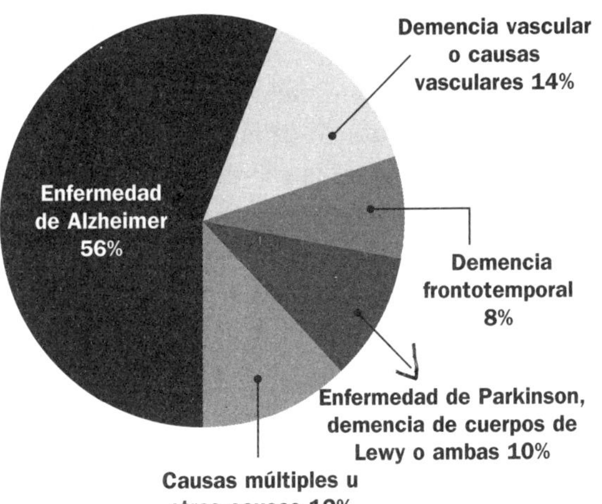

Esta gráfica de pastel es una aproximación que da una idea general de las múltiples causas complejas de la demencia.

Enfermedades que se confunden con la demencia

Algunos padecimientos producen signos y síntomas que pueden confundirse con la demencia, en particular en los adultos mayores. Una de estas enfermedades es la depresión. En su uso informal, el término *depresión* puede describir un estado de ánimo bajo temporal derivado de un mal día o un mal sentimiento. Como término médico, *depresión* denota una enfermedad seria que puede causar dificultad para recordar, pensar con claridad o concentrarse. Otros síntomas pueden incluir un sentido continuo de tristeza y desesperación y la incapacidad para disfrutar actividades que antes le daban placer. Afecta la manera en que usted piensa, siente, come, duerme y actúa.

La depresión puede ser el resultado de cambios en la vida como la jubilación o la muerte del cónyuge. En ocasiones, la depresión se da en conjunto con la demencia. En tales casos, el deterioro de emociones e intelecto puede ser más extremo.

Otro padecimiento que puede confundirse con la demencia es el delirio —un estado de confusión mental, habla desordenada y conciencia nebulosa. Estos signos y síntomas pueden confundirse con los de la demencia, pero hay diferencias importantes. Una es la forma abrupta con la cual se desarrollan los signos y síntomas del delirio. Es muy probable que alguien que presenta de repente desorientación, agitación, pérdida de la conciencia o alucinaciones, tenga delirio y no demencia. En ocasiones, es vital el tratamiento médico de emergencia del delirio porque la causa subyacente puede ser una enfermedad médica seria como la meningitis bacteriana. El delirio puede ser común en los adultos mayores que presentan padecimientos cardiacos o pulmonares, infecciones prolongadas, desnutrición, interacciones medicamentosas o trastornos hormonales. Alguien con demencia también puede desarrollar delirio, con frecuencia debido a complicaciones como infecciones del tracto urinario.

El punto a recordar es que ya sea que ocurran solos o en combinación con la demencia, ambos, depresión y delirio, son problemas tratables. Si piensa que puede estar presentando los signos y síntomas de cualquiera de ellos, consulte al médico. Entre más pronto se diagnostique el padecimiento, más pronto encontrará alivio y comenzará a sentirse mejor.

Parte 2

Para comprender la enfermedad de Alzheimer

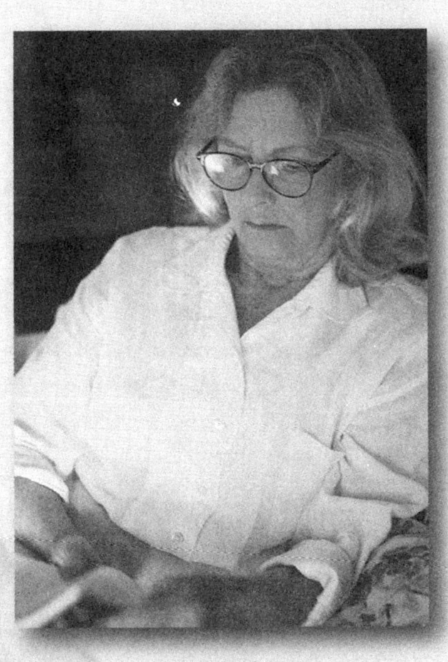

Capítulo 3

¿Qué es la enfermedad de Alzheimer?

La enfermedad de Alzheimer (EA) es la causa más común de demencia. Afecta principalmente a los adultos de 60 años o más y su desarrollo es inexorable e irreversible. El Alzheimer roba a la persona de manera paulatina el intelecto y la memoria, además de la capacidad de razonar, aprender y comunicarse. La enfermedad cambia la personalidad de la gente y deteriora el juicio. Al final destruye la capacidad del individuo para realizar tareas simples y de rutina e incluso para cuidarse a sí mismo. El curso que toma el Alzheimer puede tomar de dos a 20 años después de la aparición de los primeros síntomas, aunque la muerte se presenta casi siempre después de ocho a diez años. Vale la pena subrayar que el curso que tomará la enfermedad es muy variable de una persona a otra. El cuidador no debe suponer que la muerte es inminente para un ser querido que haya sufrido la enfermedad durante ocho años.

Cómo afecta al cerebro la enfermedad de Alzheimer

La enfermedad de Alzheimer afecta al cerebro destruyendo a su componente básico, la neurona. La pérdida de neuronas ocurre primero en el hipocampo; es decir, el tablero central de control del sistema de memoria. Por esto es que la pérdida de memoria con frecuencia se asocia con las etapas tempranas del Alzheimer. También puede haber desorientación y pérdida de la memoria

Partes afectadas del cerebro en la etapa inicial del Alzheimer

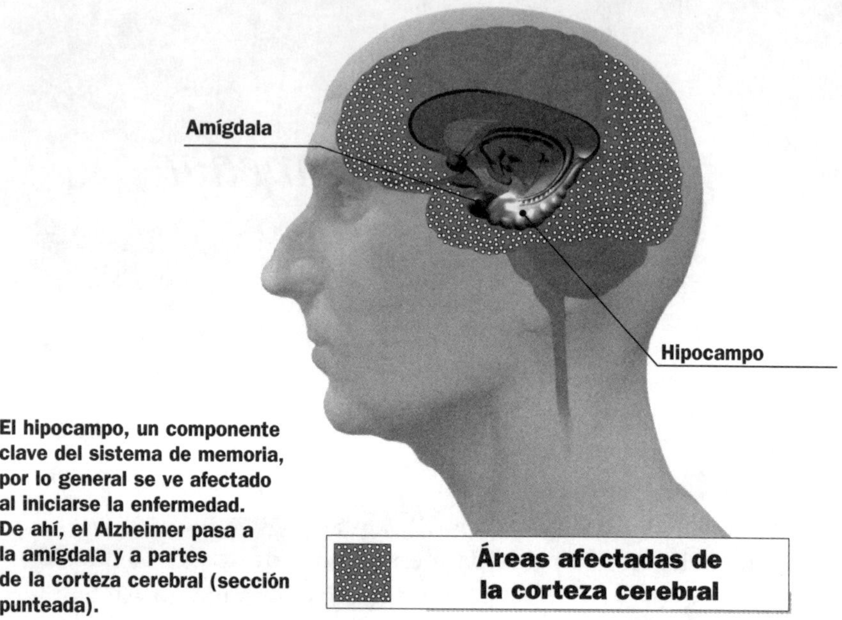

El hipocampo, un componente clave del sistema de memoria, por lo general se ve afectado al iniciarse la enfermedad. De ahí, el Alzheimer pasa a la amígdala y a partes de la corteza cerebral (sección punteada).

espacial —la cual es la percepción del lugar que ocupan objetos y lugares en relación recíproca, como por ejemplo la ubicación del baño en relación con la recámara o la cocina.

Del hipocampo, el Alzheimer se extiende a los lóbulos frontal, parietal y temporal de la corteza cerebral. Además del hipocampo, la enfermedad ataca otras partes del sistema límbico, incluida la amígdala. A medida que se dañan y destruyen las neuronas en estas áreas, hay un daño a otras funciones cognitivas como las habilidades del lenguaje y la capacidad de planear, hacer juicios y realizar tareas simples. Dado que el sistema límbico es la parte del cerebro que influye en los instintos, impulsos y emociones, la pérdida de neuronas en esta área puede explicar el comportamiento agresivo y la paranoia que se ve con frecuencia en la gente con Alzheimer.

Además, el Alzheimer causa una pérdida de células nerviosas dentro del cerebro en un centro llamado núcleo basal de Meynert. Esta zona es rica en el neurotransmisor llamado acetilcolina. Como señalamos antes, los neurotransmisores son los mensajeros químicos que llevan los impulsos de una a otra neurona. La acetilcolina es

Pérdida de neurotransmisores asociada con la enfermedad de Alzheimer

Neurotransmisores	Función primaria
Acetilcolina	Atención, aprendizaje y memoria
Dopamina	Movimiento físico
Glutamato	Aprendizaje y memoria de largo plazo
Norepinefrina	Respuesta emocional
Serotonina	Estado de ánimo y ansiedad

importante para la formación y recuperación de la memoria, y el daño al núcleo basal causa una caída drástica en los niveles de acetilcolina. Además de provocar la pérdida de esta sustancia, la enfermedad de Alzheimer afecta los niveles de otros neurotransmisores importantes.

La acetilcolina en el cerebro

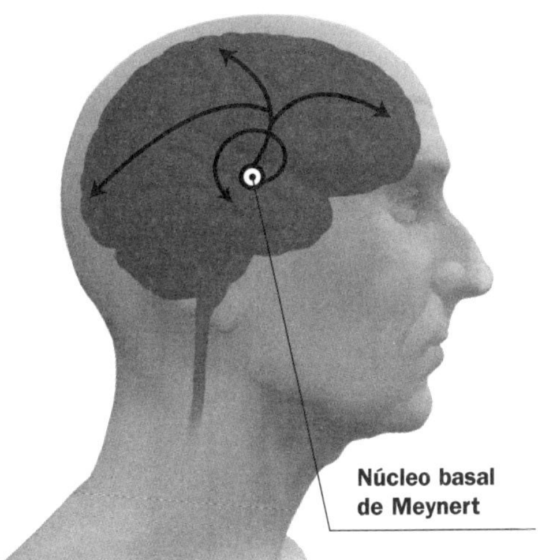

Las células cerebrales que producen la acetilcolina se localizan a lo largo de vías bien definidas en la corteza cerebral. El núcleo basal de Meynert está implicado en la memoria y el aprendizaje.

Llega un momento en que el Alzheimer afecta a muchas partes del cerebro. Entre más neuronas degeneran, más sinapsis —puntos de comunicación entre las células— se destruyen. Con la pérdida de las células, la masa cerebral se reduce. La persona con Alzheimer comienza a perder algunas de sus funciones, incluyendo la capacidad de comunicarse, reconocer caras y objetos familiares y controlar el comportamiento y los impulsos físicos básicos, como la necesidad de comer u orinar. En las etapas finales del Alzheimer, la mayoría de la gente permanece en cama y depende por completo de los cuidados de otros.

Placas y haces

Dos características distintivas del Alzheimer son las placas amiloides y los haces neurofibrilares. Los investigadores creen que el número inusualmente alto de estos depósitos proteicos puede tener, de alguna manera, un papel en la destrucción de las neuronas cerebrales.

Placas amiloides. Son agregados anormales de tejido que consta sobre todo de una proteína llamada beta-amiloide. Las placas se pueden encontrar entre las células nerviosas vivas. Se cree que estas estructuras se forman en una etapa temprana del proceso de la enfermedad, antes de que las neuronas comiencen a morir y los síntomas de pérdida de la memoria y de la demencia se vuelvan obvios.

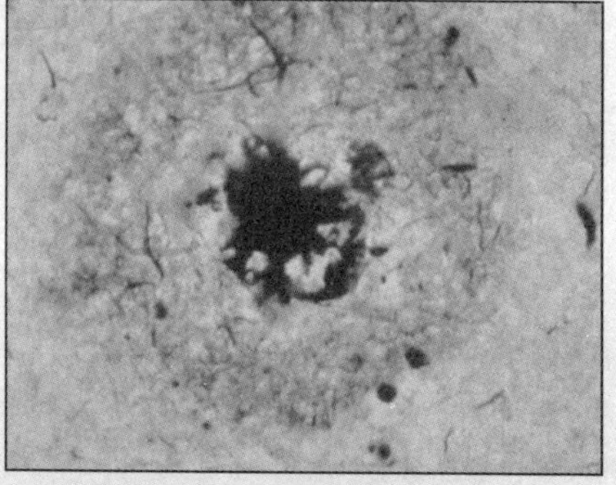

El centro de muchas placas amiloides presenta tejido denso. Alrededor de ese centro, hay un área de inflamación.

Haces neurofibrilares. *Neurofibrilar* se refiere a los filamentos diminutos o las fibras en el interior de las neuronas. Los haces neurofibrilares se forman cuando los hilos de una proteína llamada tau comienzan a torcerse. En forma normal, la proteína tau tiene una función útil, pues ayuda a sostener la estructura de la neurona. En la gente con Alzheimer, las proteínas tau sufren alteraciones químicas que las hacen torcerse. Al carecer del sostén necesario, la estructura de la célula se colapsa.

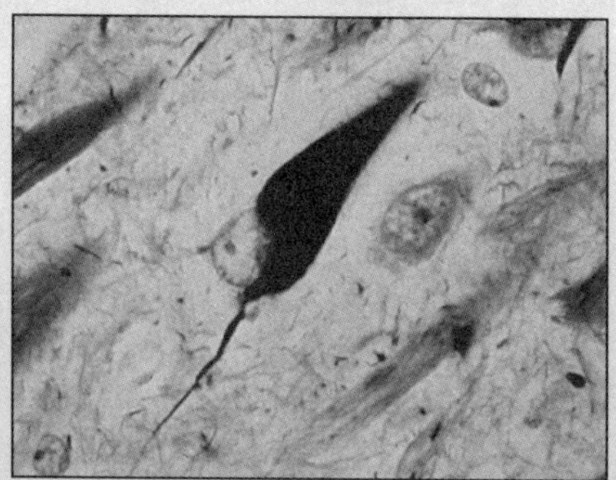

La masa oscura en esta imagen es la estructura colapsada de una neurona. La proteína tau dentro de la célula se torció, desbaratando la estructura celular.

Los científicos deben resolver un problema escabroso: ¿son las placas y los haces la causa del Alzheimer, o su resultado? Ambos tipos de estructuras se han observado en los cerebros de personas que no han mostrado signos ni síntomas de demencia. Pero en la gente con Alzheimer, éstas aparecen en un número mucho mayor.

Deterioro cognitivo leve: ¿precursor de la enfermedad de Alzheimer?

Continuo cognitivo

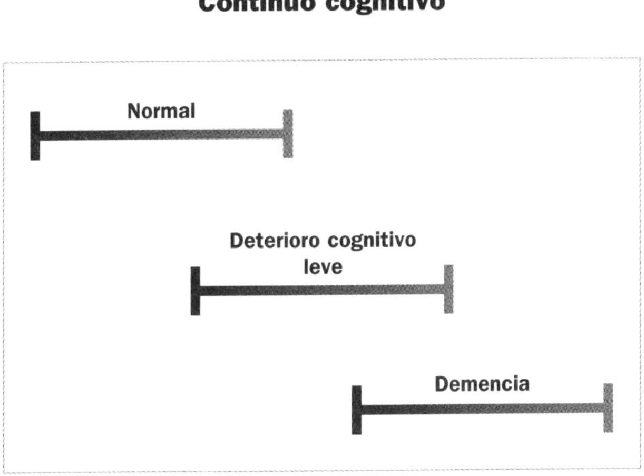

Los investigadores intentan aclarar los límites entre lo que consideramos los efectos del envejecimiento normal y el inicio de la enfermedad de Alzheimer. Supuestamente, con respecto a las funciones cognitivas, hay un continuo entre lo "normal" y los signos iniciales de la enfermedad. Esta área de transición se ha denominado deterioro cognitivo leve (DCL).

En general, la capacidad de pensar y razonar de la gente con DCL conserva su agudeza y sus actividades diarias son normales, pero los problemas con la memoria —en especial de los conocimientos recién adquiridos— son mayores de los que se esperarían para su edad. Con el tiempo, las capacidades mentales y funcionales de la gente con DCL parecen disminuir con mayor rapidez que en las personas sin DCL. Pero dicho deterioro es menos rápido que en aquellos a los cuales se diagnosticó enfermedad de Alzheimer leve.

Los resultados de los estudios sugieren que el DCL nos coloca bajo un mayor riesgo de padecer Alzheimer —y, de hecho, este problema puede ser precursor de EA. La gente con DCL puede presentar una probabilidad de hasta 50 por ciento de desarrollar Alzheimer en los cuatro años siguientes al diagnóstico inicial. Al mismo tiempo es importante subrayar que, aunque el riesgo aumenta, no todas las personas con DCL desarrollarán Alzheimer.

Esta nueva categoría de pérdida de la memoria puede ayudar a los médicos a identificar con mayor precisión los signos y síntomas tempranos del Alzheimer (ver páginas C4-C5 en la sección en color). La investigación podrá entonces concentrarse en un tratamiento para retardar el inicio de la enfermedad, permitiendo a la gente con DCL vivir de manera independiente por más tiempo.

Cómo progresa la enfermedad de Alzheimer

La forma en que la enfermedad de Alzheimer afecta a la gente es variable según la persona. Las diferencias dependen de muchos factores, incluida la edad, la personalidad, la salud física, la historia familiar, así como sus bases culturales y étnicas. La velocidad a la cual ocurren los cambios, y la seriedad de estos, también variará de persona a persona.

Atrofia cerebral y Alzheimer

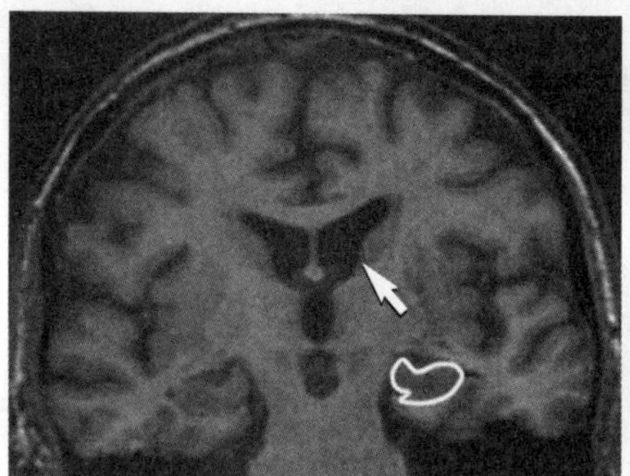

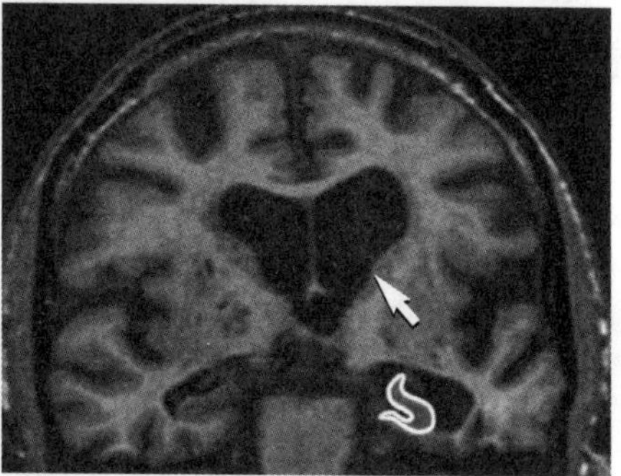

Estas magníficas imágenes de resonancia magnética (RM) del cerebro comparan a una persona sin Alzheimer (izquierda) con otra en la etapa moderada de la enfermedad (derecha). El avance del Alzheimer está indicado a la derecha por el notorio encogimiento del hipocampo (encerrado en blanco) y por las cavidades cerebrales interiores que se han agrandado y están llenas de líquido cefalorraquídeo (indicado por la flecha).

No obstante, ciertos indicadores son comunes en casi todos los que padecen Alzheimer a medida que la enfermedad avanza. Utilizando estos indicadores como marcadores sintomáticos, los médicos describen el desarrollo del Alzheimer en etapas que van desde leves hasta severas. Algunos expertos dividen dicho rango en tres etapas, otros en cuatro o más. Lo que distingue una etapa de la otra es la aparición o un cambio en los diversos indicadores, en función de cognición (cómo piensa una persona), comportamiento (cómo actúa) y función (cómo lleva a cabo sus tareas básicas en la vida).

En este libro, se emplean tres etapas para clasificar a la enfermedad de Alzheimer: leve, moderada y severa (ver página C3 en la sección en color). La descripción de cada etapa es sólo general, y puede no coincidir de manera exacta con las circunstancias de cada persona. Algunos de los signos y síntomas que se describen pueden superponerse de una etapa a otra, aunque es posible que otros signos y síntomas nunca se manifiesten en algunas personas.

Alzheimer leve

Los signos tempranos de advertencia del Alzheimer con frecuencia son sutiles, haciendo a veces difícil el reconocer que algo está mal. Incluso si la gente reconoce los cambios, es posible que no los asocien con un problema de salud. Mucha gente en la etapa temprana parece menos consciente y preocupada por sus problemas. Esta falta de conciencia puede en sí misma ser un síntoma de enfermedad de Alzheimer. Algunos de los signos y síntomas tempranos incluyen:

- Hacer la misma pregunta repetidamente.
- Perderse en las conversaciones y tener problemas para encontrar la palabra adecuada.
- No ser capaz de llevar a cabo tareas familiares, como seguir una receta.
- Tener problemas con el pensamiento abstracto.
- No recordar los sucesos recientes.
- Colocar las cosas en lugares inadecuados, como guardar una billetera en el refrigerador.
- Sufrir cambios repentinos en el ánimo o el comportamiento sin razón aparente.
- Mostrar incapacidad de concentrarse o tomar la iniciativa.
- Tener menos interés en el medio circundante.
- Mostrar indiferencia ante la apariencia personal o la cortesía normal hacia los demás.
- Sentirse desorientado respecto al tiempo y el lugar.
- Perderse mientras maneja en calles conocidas.

En la etapa leve del Alzheimer, es posible que la persona siga trabajando y tratando de seguir con su vida como siempre. Las dificultades pueden adjudicarse al estrés, la falta de sueño, fatiga o simplemente como parte del envejecimiento. La persona puede intentar compensar los problemas de memoria aferrándose a cosas, lugares y rutinas familiares y evitando las situaciones nuevas o extrañas. La conciencia creciente de la pérdida de memoria puede llevar a sentimientos de enojo, frustración e impotencia. Es común que la gente exprese estas emociones ante los demás. La depresión también es común en esta etapa, un problema que debe evaluarse y tratarse lo más pronto posible.

¿Qué se siente tener Alzheimer?

El Centro de Investigación de la Enfermedad de Alzheimer de la Clínica Mayo preguntó sobre sus experiencias a un grupo de personas que recibió el diagnóstico en la etapa leve de la enfermedad. Las respuestas fueron sorprendentemente reveladoras. Algunas son filosóficas, otras pragmáticas.

¿Qué cambios han ocurrido en su vida como resultado de la pérdida de memoria?

"La pérdida de independencia. Uno no se siente bien de volverse más dependiente de los demás al dejarlos pensar que uno no puede hacer nada. Cedí, y dejé que otros se hicieran cargo de mí por completo. Uno pierde cuando deja a los demás hacerse cargo. Debemos tomarlo con más calma para que pueda seguir participando".

"Miedo. Uno escucha que es tan debilitante y esto te abate".

"Cuando escucha Alzheimer, la gente huye como si tuvieras una 'enfermedad'. Casi como si uno tuviera que avergonzarse. Como si se preguntara si es contagioso o si uno va a morir pronto".

"Las expectativas que tienen otros sobre mí son demasiadas o muy pocas. No puedo seguirle el paso a mi cónyuge. Es más rápido y fácil dejar que él se encargue de todo".

"Necesito que me recuerden mis tareas y actividades".

"No reconozco los lugares cuando me llevan de paseo. Eso me asusta".

"Tardo mucho más en recordar por qué entré a una habitación".

"Necesito trabajar más despacio. Me parece que la gente a mi alrededor va en un carrusel, cada vez más rápido. No puedo mantener el paso. Deseo permanecer activo, pero necesito más tiempo para hacer las cosas".

Alzheimer moderado

En esta etapa, los signos de advertencia del Alzheimer se vuelven más evidentes. Estos cambios pueden alertar a los familiares o amigos de que algo está mal. Es posible que la persona no sólo presente pérdida de la memoria sino que también tenga dificultades para ejercitar su buen juicio y pensar con claridad. Si se dio cierta renuencia a ir a ver al médico antes, estas preocupaciones pueden obligar a ver al médico ahora. El diagnóstico de Alzheimer con frecuencia se hace en esta etapa. Algunos signos y síntomas de la etapa moderada incluyen:

- Olvidar apagar aparatos domésticos como la plancha o la estufa.
- Olvidar consistentemente tomar sus medicamentos.
- Tener dificultades con tareas que implican cálculos y planes, como hacer el balance de la chequera y pagar las cuentas, ir a comprar víveres o planear una cena.
- Tener problemas con tareas que implican movimientos finos como amarrar agujetas o usar utensilios.
- Perder la capacidad de comunicarse, incluyendo lectura y escritura.
- Exhibir conductas como agresividad, estallidos de furia o aislamiento.
- Comportamiento inadecuado en público.
- Sentirse cada vez más agitado e inquieto, sobre todo en la noche.
- Dormir por periodos demasiado prolongados o casi no dormir (algunas personas pueden dormir durante diez o doce horas por la noche y tomar, además, una siesta en el día; otros pueden dormir sólo dos a cuatro horas en la noche).
- Tener alucinaciones o delirios.

El diagnóstico de Alzheimer en cualquier etapa es importante porque no sólo explica por qué están ocurriendo estos cambios desesperantes, sino que les da a todos una dirección para planear el futuro. Éste puede ser un tiempo de prueba para cualquiera que caiga en el papel inesperado de cuidador, ya se trate del cónyuge, un hijo u otro familiar o amigo. La relación entre el cuidador y la persona que acaba de recibir el diagnóstico de Alzheimer debe adquirir una nueva perspectiva.

¿Dónde está mi esposa?

Esta intrigante pregunta se le hizo a una esposa que tomó el papel de cuidadora de su esposo. Ella describe los cambios que ocurrieron en su relación de la siguiente manera:

"Es desgarrador que tu esposo no te reconozca, pero aprendí a no dejar que me afectara. Le digo a mi marido que su mujer pronto regresará o, si persiste, que fue a visitar a sus familiares.

A veces, me dice que su esposa fue a visitar a sus parientes y que debo dormir en el cuarto para invitados. Bueno, le contesto que su cama es idéntica a la mía y que dormiré mejor en ella. Entonces, se mete en la cama y duerme en la orilla más lejana. Pero antes de dormirse, toma mi mano y me da un beso de buenas noches".

—Edna L.

Alzheimer severo

En la etapa final de esta enfermedad, los signos y síntomas empeoran hasta un punto en el cual la persona ya no es capaz de pensar o razonar. Requiere ayuda para las tareas esenciales de la existencia, como comer o ir al baño. Su personalidad puede haber cambiado por completo. Algunos de los signos y síntomas en esta etapa incluyen:

- Tener poca o ninguna memoria.
- Dificultad para hablar y comprender las palabras.
- Expresar poca o ninguna emoción.
- Aferrarse a objetos y personas y no soltarlas.
- Dificultad para reconocer a los demás e incluso no reconocerse a sí mismo al mirarse en un espejo.
- Necesitar ayuda para todo cuidado personal, incluyendo ir al baño, bañarse, vestirse, comer y ambular.
- Sufrir incontinencia frecuente.
- Sentirse cada vez más débil y ser susceptible a infecciones.
- Tener dificultad para masticar y tragar, y perder peso debido a ello.

Una persona en la última etapa de Alzheimer puede quedar confinada a su cama. Sus sistemas corporales pueden debilitarse de manera grave, lo cual con frecuencia incrementará el riesgo de otros problemas de salud. El impacto de estos problemas orgánicos adicionales es casi siempre más grave para una persona con Alzheimer que para alguien que no tenga la enfermedad. Como resultado, es raro que la causa de muerte sea la enfermedad y esta última, por lo general, se produce por una infección secundaria como la neumonía. Como señalamos antes, la muerte se presenta, en promedio, entre ocho y diez años después del diagnóstico inicial de Alzheimer realizado por un médico.

Enfermedades que pueden acompañar al Alzheimer

Un sinnúmero de enfermedades puede presentarse al mismo tiempo que el Alzheimer se desarrolla en el cuerpo. Los síntomas de cualesquiera de estos padecimientos pueden oscurecer o complicar el diagnóstico de Alzheimer, incluso es posible que aceleren o incrementen la gravedad de la decadencia mental. El hecho de que muchos de estos problemas sean tratables hace que su diagnóstico temprano sea importante. Algunas de las afecciones que casi siempre coexisten con el Alzheimer incluyen depresión, ansiedad y trastornos del sueño.

Depresión. Es el problema más común que acompaña las diversas formas de demencia. Entre 30 y 40 por ciento de la gente con diagnóstico de Alzheimer sufre depresión importante en algún punto durante el curso de la enfermedad. En particular, durante las etapas tempranas del Alzheimer, es frecuente que ocurra el aislamiento social, la disminución en las capacidades mentales y físicas y la pérdida de independencia. Aunque los periodos breves de desánimo y apatía pueden ser normales en estos casos, el desaliento prolongado no lo es.

Resultados de investigaciones indican que los sentimientos crónicos de tristeza e inutilidad entre la gente con Alzheimer son reacciones emocionales ante la conciencia de su propia decadencia mental. Por otra parte, la depresión mayor puede estar asociada con los cambios biológicos del Alzheimer en el cerebro. Algunos estudios sugieren que los síntomas de depresión, como apatía y falta de motivación, pueden estar entre los primeros indicios de la EA. Otras investigaciones señalan la idea de que la depresión puede incrementar las probabilidades de padecer Alzheimer.

Aunque puede ser difícil saber si la persona está deprimida, puede buscar algunos de los siguientes signos:

- Pérdida del apetito.
- Alteraciones del sueño.
- Falta de energía o iniciativa.
- Sentimientos de baja autoestima.
- Irritabilidad y ansiedad
- Mala concentración.

Si la persona parece agobiarse con facilidad y si no era ésta su manera de ser, también puede ser un signo de depresión. Si observa cualquiera de estos cambios, informe al médico. Incluso si no es depresión, es importante identificar cualquier razón subyacente para su problema.

Diagnosticar depresión en una persona con Alzheimer puede ser un reto difícil. Esto se debe, en parte, a la incapacidad creciente de la persona para describir cómo se siente. Otra complicación es que muchos adultos están educados a pensar que es socialmente aceptable tener una enfermedad física, pero no lo es admitir sentimientos de tristeza o depresión. Los expertos alientan a los cuidadores a participar en las visitas al médico para que proporcionen un cuadro más completo de los estados de ánimo de la persona.

Ansiedad. Implica un sentido de temor extremo acerca de algún suceso futuro, real o imaginario. La investigación indica que la ansiedad se produce en cerca de 40 a 70 por ciento de la gente con Alzheimer. Es frecuente que ansiedad y depresión ocurran juntas. Los síntomas de ansiedad pueden incluir:

- Temor.
- Aprensión.
- Preocupación excesiva.
- Enojo.
- Agitación.
- Inquietud y marcha compulsiva.
- Impaciencia.

La ansiedad parece estar asociada con muchos comportamientos problemáticos que pueden presentarse en alguien con Alzheimer. Estos incluyen vagar, conducta sexual inapropiada, alucinaciones, amenazas verbales y abuso físico. Dichos comportamientos son razones frecuentes para recluir a alguien en una casa de asistencia. Tratar la ansiedad de manera efectiva podría mejorar los síntomas de la persona con Alzheimer y, a su vez, reducir el estrés y la fatiga que afectan al cuidador.

Trastornos del sueño. Las alteraciones de los patrones del sueño son comunes en las personas con Alzheimer, en particular en las etapas tardías de la enfermedad. Las formas en que se presentan estas alteracionese varían mucho. Algunos pueden dormir aún más que antes, hasta 16 horas diarias. Otros pueden dormir menos, quizá dos a cuatro horas por la noche; aún más, el ciclo de sueño y vigilia puede invertirse. La agitación, así como vagar durante la noche son comunes.

Otras alteraciones incluyen apnea del sueño, síndrome de inquietud en las piernas y movimientos periódicos de las extremidades mientras se duerme. Algunas personas parecen "actuar" sus sueños. La gente con Alzheimer también puede presentar episodios de fuertes ronquidos, resoplidos, jadeos, una sensación de hormigueo en las piernas (en especial de noche) o pesadillas. Si alguien presenta cualquiera de estos signos y síntomas, debe discutirlos con el médico. La mayoría de los trastornos del sueño son tratables, y un buen tratamiento puede mejorar la cognición, el ánimo y la calidad de vida.

Estas alteraciones también pueden afectar los patrones de sueño del cuidador. En estos casos, es importante que este último encuentre una manera de obtener el descanso necesario, de manera que no se prive del sueño.

El Alzheimer y otras formas de demencia

La enfermedad de Alzheimer a veces se presenta junto con otros padecimientos que causan demencia. Esto puede representar un reto para el médico que trata de dar un diagnóstico. El médico estudiará con cuidado todos los signos y síntomas para diferenciar entre el Alzheimer y otras condiciones que causan demencia.

Demencia vascular. Cerca de 15 a 20 por ciento de la gente con demencia de hecho tiene Alzheimer combinado con otro padecimiento común llamado demencia vascular. Este último, llamado también demencia multiinfarto, es el resultado de la interrupción del flujo sanguíneo al cerebro, ya sea por un bloqueo de las arterias o de una serie de ataques cerebrales. La capacidad mental se deteriora paso a paso con cada infarto. Por tanto, no es raro que antecedentes de ataques cerebrales sea un factor mayor de riesgo. Otros factores de riesgo incluyen hipertensión y niveles altos de colesterol. Es común encontrar parálisis, pérdida de la visión y dificultades en el habla y el uso del lenguaje en la gente que sufre demencia vascular. Con frecuencia, el inicio de la demencia vascular es abrupto, pero en ocasiones la enfermedad progresa con lentitud, haciendo difícil su diferenciación del Alzheimer.

Demencia por cuerpos de Lewy y demencia asociada con la enfermedad de Parkinson. Los cuerpos de Lewy son depósitos de proteína que destruyen de manera progresiva las células cerebrales. Cuando estos cuerpos están dispersos en todo el cerebro, la persona puede presentar síntomas semejantes a los del Alzheimer y del Parkinson. Es frecuente que aparezcan primero problemas de concentración y otros síntomas de demencia. Más adelante, pueden surgir los movimientos rígidos o temblorosos que se asocian con el Parkinson. Asimismo, la persona puede sufrir alucinaciones visuales. Se desconoce la causa de la demencia por cuerpos de Lewy, pero estudios recientes indican que es una causa común de demencia.

Un porcentaje de hasta 30 o 40 por ciento de la gente con mal de Parkinson desarrolla demencia en algún punto. El Parkinson es un padecimiento incapacitante caracterizado por la rigidez de las extremidades, temblores, dificultad al caminar y trastornos del habla. Es frecuente que los cuerpos de Lewy aparezcan en las regiones dañadas del cerebro de la gente con Parkinson, y algunas personas con Alzheimer también tendrán estos depósitos particulares de proteína.

Demencia frontotemporal. La demencia frontotemporal (DFT) es un raro trastorno cerebral caracterizado por alteraciones del comportamiento y la personalidad, problemas en el habla y finalmente por pérdida de la memoria. Su nombre se deriva del hecho de que los lóbulos temporales y frontales del cerebro son los más susceptibles. Una de las causas de esta demencia es la enfermedad de Pick, que se caracteriza por estructuras anormales dentro de las células afectadas que hacen que se hinchen las neuronas. Debido al comportamiento destructivo e inadecuado asociado con este padecimiento, la persona con frecuencia es evaluada por un psiquiatra.

Para mejorar nuestra comprensión

Los científicos han identificado los signos y síntomas de cada etapa a medida que el Alzheimer avanza en el cerebro; asimismo, han identificado padecimientos, incluyendo otras formas de demencia que pueden existir junto con el Alzheimer. El siguiente capítulo habla sobre las causas de esta enfermedad insidiosa, una pregunta vital que aún no tiene respuesta.

Estructuras internas del cerebro

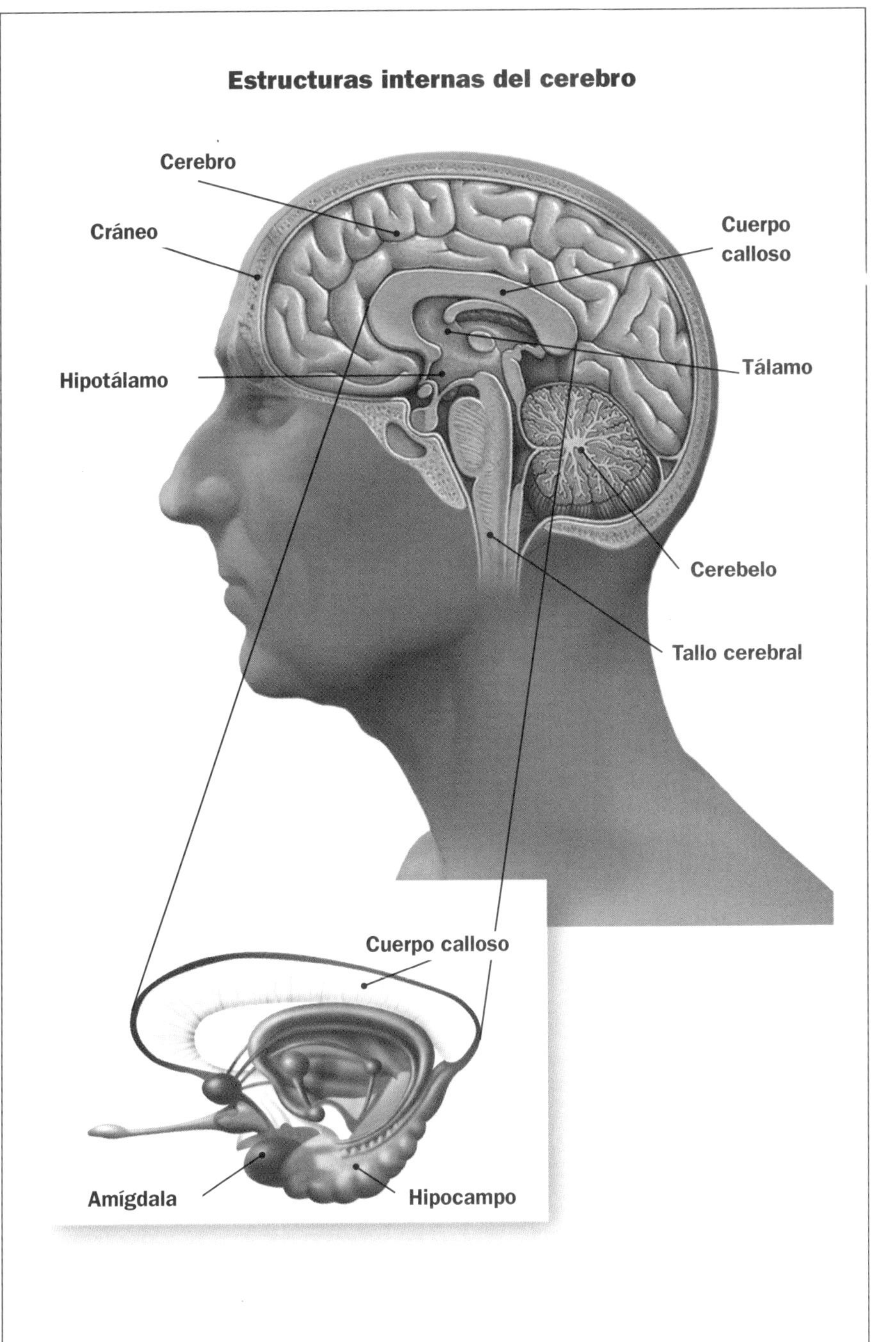

Cómo se comunican las neuronas

Las neuronas se comunican intercambiando impulsos eléctricos. Cuando una neurona se prepara para comunicarse con otra, el impulso viaja a través del cuerpo de la célula nerviosa que manda el mensaje hasta la punta de su axón.

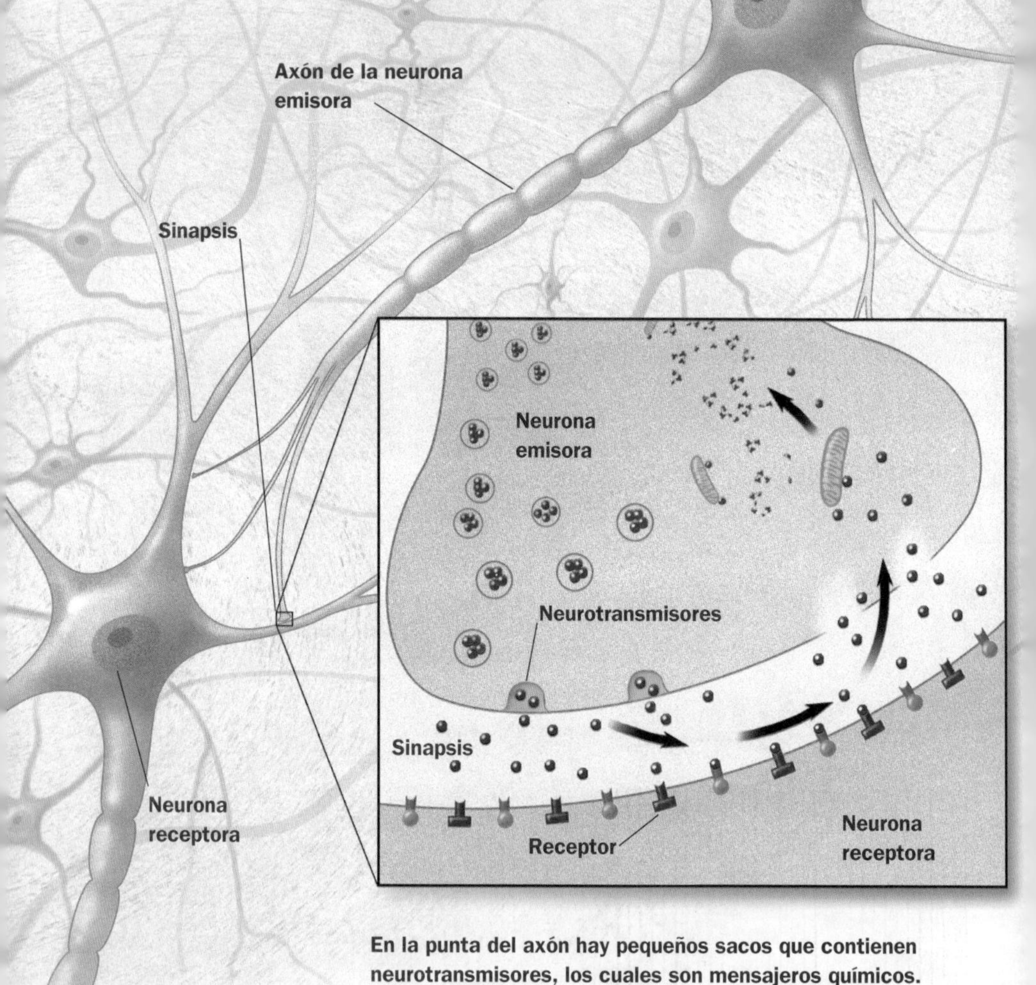

En la punta del axón hay pequeños sacos que contienen neurotransmisores, los cuales son mensajeros químicos. La llegada del impulso señala la liberación de los neurotransmisores hacia la sinapsis, la cual es el espacio entre el axón de la neurona emisora y la célula adyacente.

En la sinapsis, los neurotransmisores se unen a los receptores de la neurona receptora. Esto altera la actividad de la célula receptora de manera que genera de nuevo el impulso. En esta forma, el mensaje pasa de neurona en neurona hasta llegar a su destino.

Atrofia cerebral y enfermedad de Alzheimer

Las etapas del Alzheimer son evidentes en esta secuencia de imágenes de resonancia magnética (RM). Dichas imágenes son secciones sagitales, como se ven directamente desde un lado de la cabeza.

Las cuatro RM muestran a cuatro personas diferentes con cerebros de distintas formas y tamaños. Aun así, el ensanchamiento de los surcos y fisuras de la corteza cerebral indican una atrofia grave y progresiva del cerebro, y pérdida de masa cerebral.

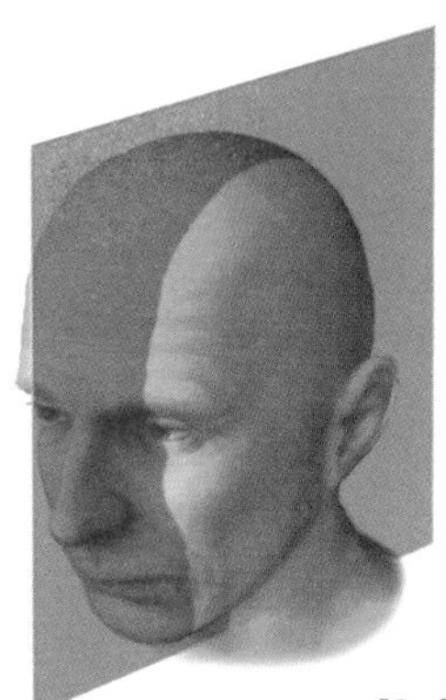

Corte sagital

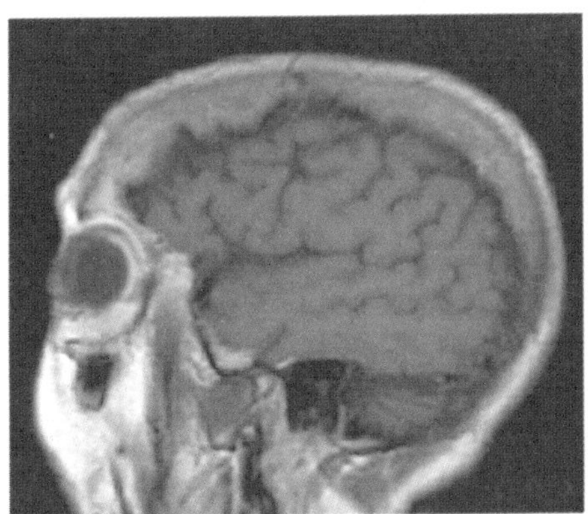

Normal

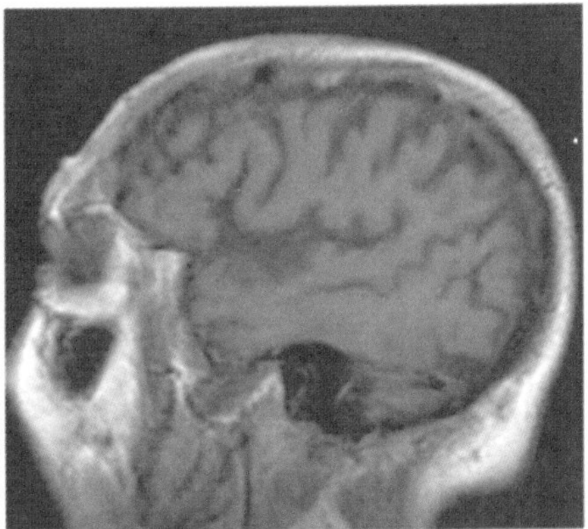

Alzheimer leve

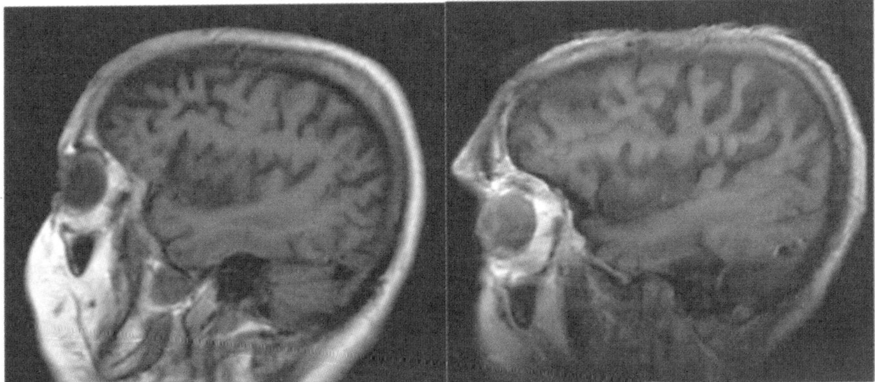

Alzheimer moderado

Alzheimer severo

El inicio de la enfermedad de Alzheimer

La enfermedad de Alzheimer ataca al cerebro destruyendo a su componente más básico, la neurona. Al iniciarse el Alzheimer, la pérdida de neuronas con frecuencia ocurre primero en el hipocampo; luego, se ve afectada la amígdala y secciones de la corteza cerebral. Las funciones cognitivas como la memoria y el lenguaje se ven afectadas al principio del proceso de la enfermedad. Los estados de ánimo y las emociones se vuelven cada vez más inestables. Al final, el Alzheimer afecta casi todas las partes del cerebro.

Estructura del cerebro

Esta secuencia de RM revela la reducción del hipocampo en el cerebro durante la transición de la normalidad al deterioro cognitivo leve y al Alzheimer leve. En estas imágenes también es posible ver que las cavidades interiores del cerebro se agrandan al avanzar la enfermedad. El encogimiento del hipocampo explica por qué la pérdida de la memoria es con frecuencia uno de los primeros signos de advertencia del Alzheimer. El recuadro que acompaña a cada RM es una vista aumentada del hipocampo izquierdo.

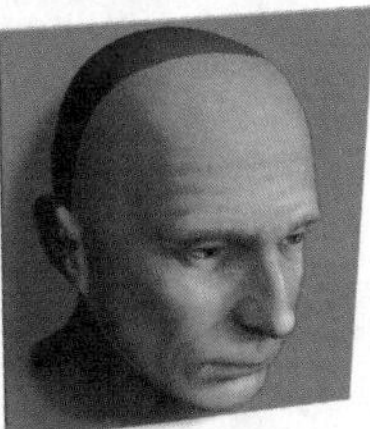

Corte coronal

Cerebro normal

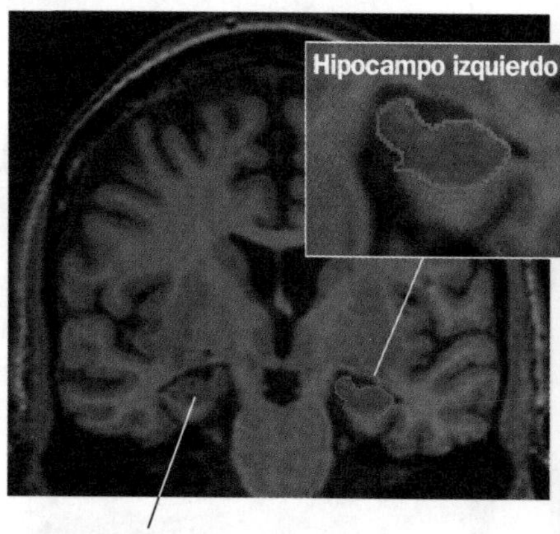

Función cerebral

Esta secuencia de imágenes TEP muestran una reducción de la actividad cerebral durante la transición de la normalidad al deterioro cognitivo leve y al Alzheimer leve. Lo anterior está indicado por una disminución de las intensas áreas blancas y amarillas en las imágenes de izquierda a derecha. El escaneo TEP del Alzheimer leve también muestra un aumento en el azul y el verde, indicando una reducción en la actividad cerebral.

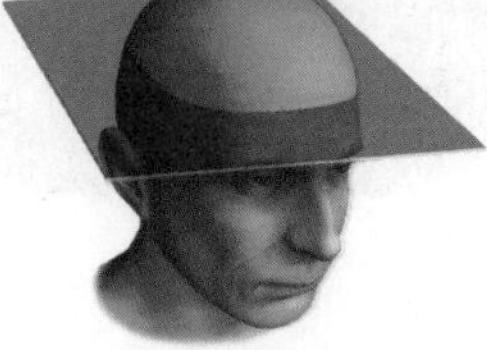

Corte axial

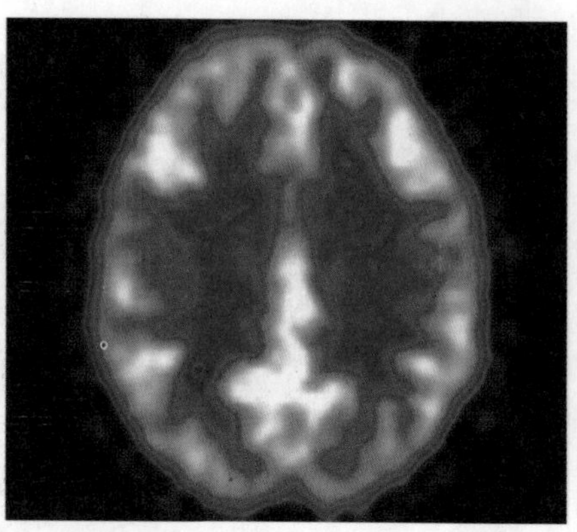

Las técnicas de imagenología, incluyendo las imágenes de resonancia magnética (RM) y la tomografía por emisión de positrones (TEP), hacen visibles para los investigadores los cambios en la estructura y función del cerebro.

- **Las RM proporcionan una imagen clara de la anatomía y estructura cerebrales. Las imágenes de abajo son cortes coronales, como se aprecian de manera directa desde el frente de la cabeza.**
- **La TEP muestra la intensidad de la actividad cerebral. Las áreas blancas y amarillas en las imágenes indican la alta actividad, mientras que las azules y verdes indican baja actividad. Las imágenes de TEP que aparecen abajo son desde cortes axiales, como se ven directamente arriba de la cabeza.**

Deterioro cognitivo leve | **Enfermedad de Alzheimer leve**

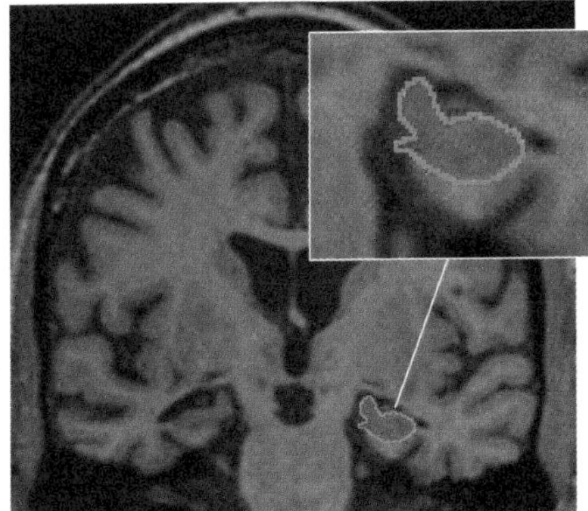

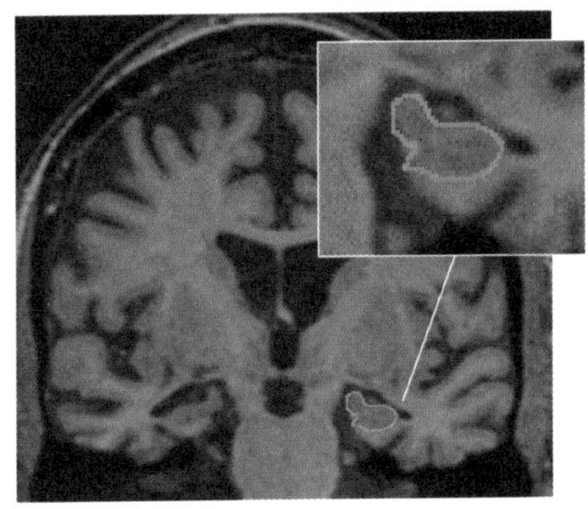

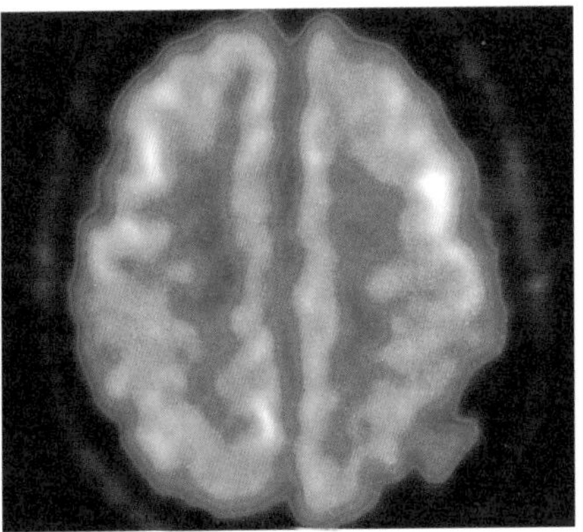

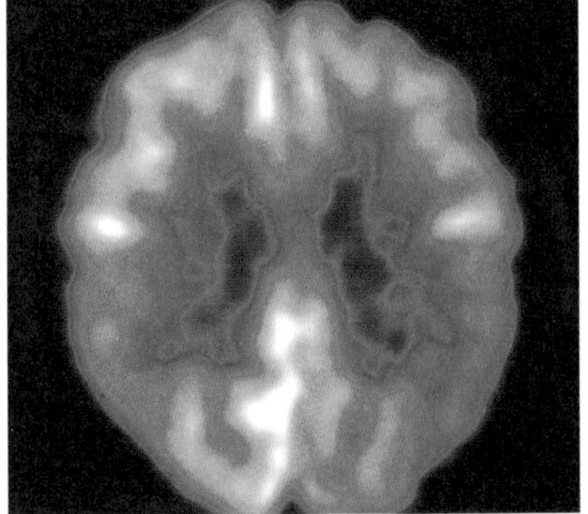

La formación de placas amiloides

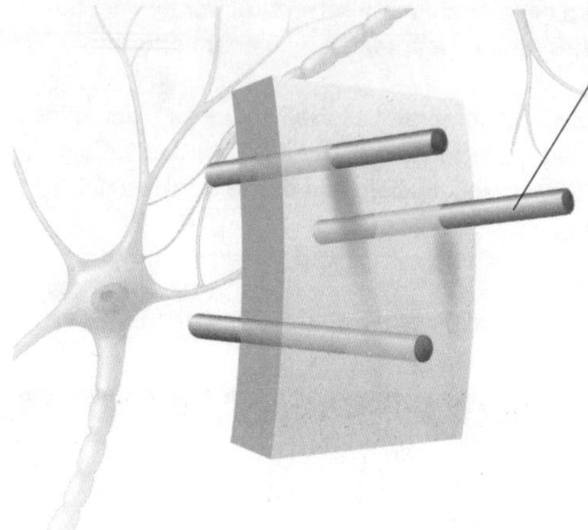

La proteína precursora de amiloide (PPA) se aloja parte en el interior y parte en el exterior de la membrana de la neurona. Desde esta posición, la PPA es recortada en el exterior de la membrana celular por tres enzimas diferentes: alfa-secretasa, beta-secretasa y gamma-secretasa.

Procesado normal de la PPA

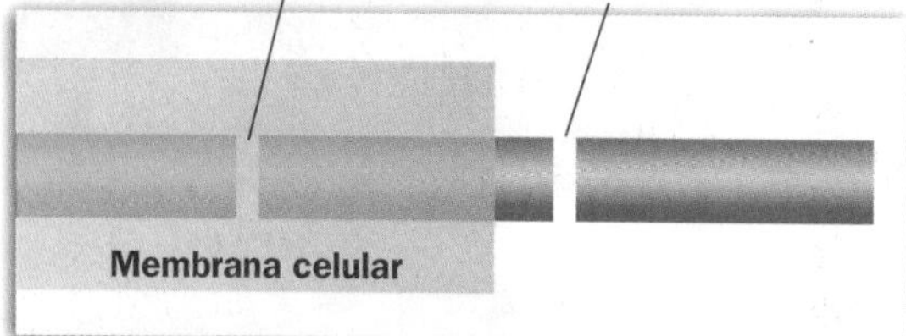

Cuando alfa y gamma-secretasa cortan la PPA, los fragmentos resultantes parecen disolverse con mayor facilidad dentro del cerebro.

Placa amiloide

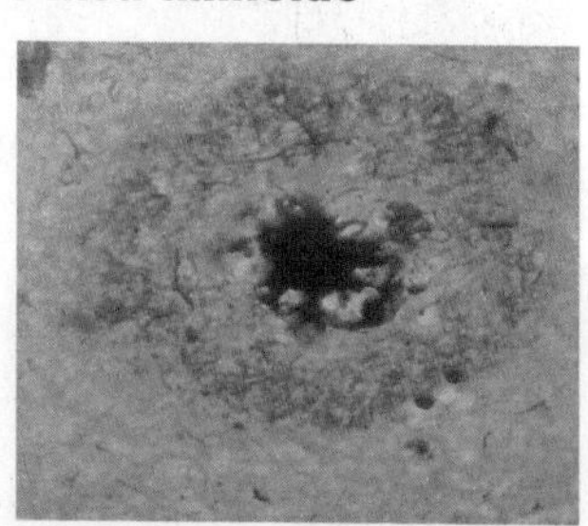

La mancha irregular y oscura de esta microfotografía es un material denso en el centro de la placa amiloide. La coloración que rodea dicho centro indica inflamación.

Procesado anormal de la PPA

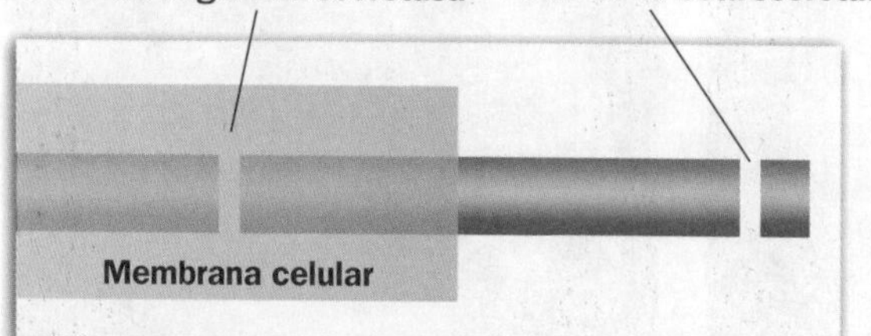

Cuando la beta y gamma-secretasa cortan la PPA, es frecuente que produzcan fragmentos largos llamados beta-amiloide 42. Este último no se disuelve con facilidad y se acumula en el cerebro para formar placas.

La formación de haces neurofibrilares

La proteína tau ayuda a sostener la estructura de la neurona. Lo hace manteniendo a los microtúbulos en su lugar. Los microtúbulos son estructuras intracelulares que proporcionan soporte a la célula y sirven como conductos para materiales que se mueven dentro de la célula.

A veces, los cambios químicos dentro de la neurona alteran a la proteína tau. Esto hace que tau se deforme y desprenda de los microtúbulos y forme los haces neurofibrilares. Los microtúbulos ya no permanecen firmes en su lugar. La estructura celular se colapsa y la neurona muere.

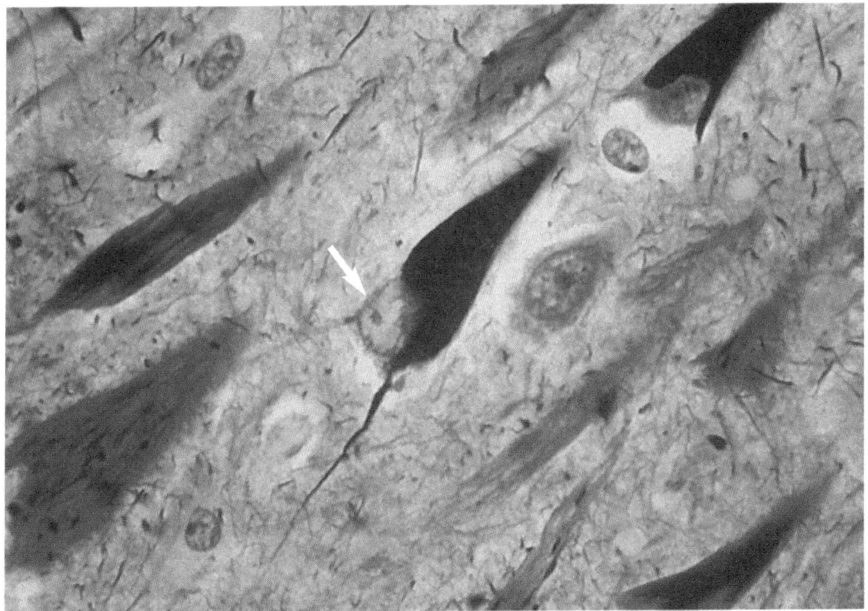

Las masas oscuras y sólidas de la microfotografía superior son las estructuras colapsadas de las neuronas. En la masa central, aún es evidente un núcleo celular en la estructura colapsada (indicado por la flecha).

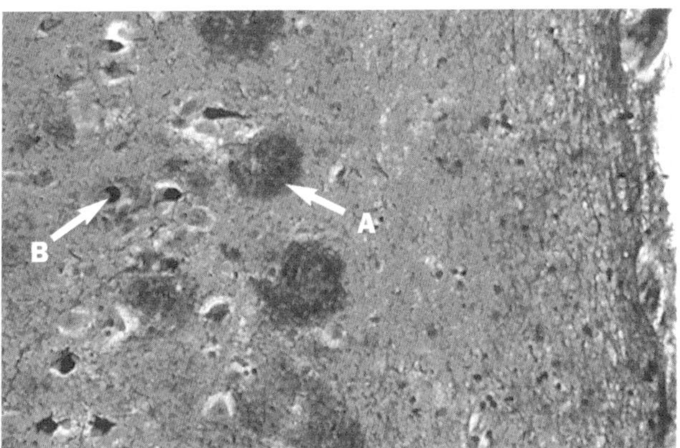

Una muestra de tejido cerebral que muestra una acumulación de placas amiloides (flecha A) y haces neurofibrilares (flecha B) en una persona con Alzheimer.

Células, cromosomas y genes

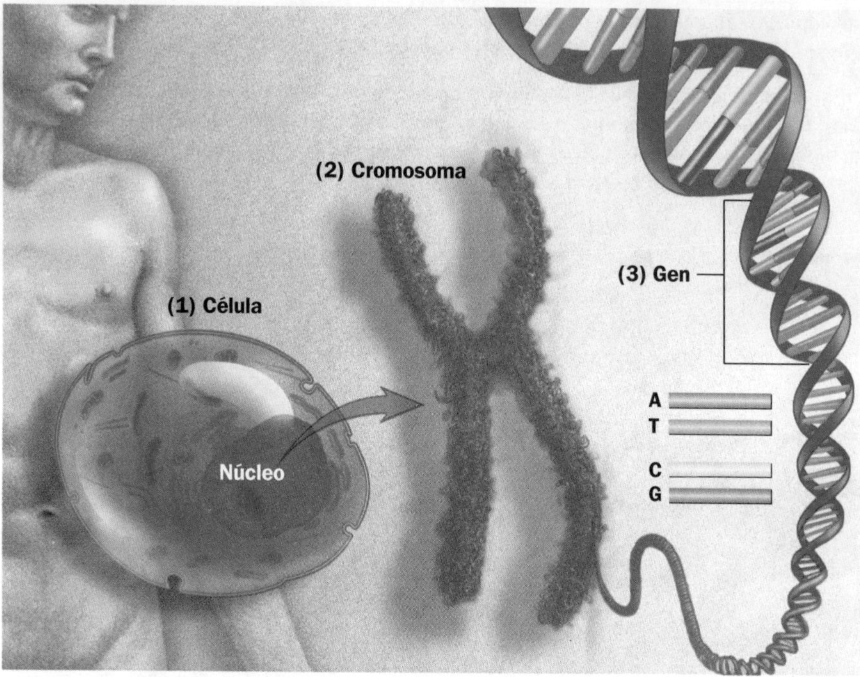

(1) El cuerpo está constituido por células, alrededor de 100 billones de ellas. Dentro del núcleo de cada célula —excepto del óvulo y espermatozoide— hay dos juegos de 23 cromosomas, 46 de ellos en total.

(2) Cada cromosoma está hecho de tiras estrechamente enrolladas de ácido desoxirribonucleico (ADN). La estructura del ADN se parece a la de una escalera enrollada cuyos peldaños están formados por pares de bases de nucleótidos.

Las bases de nucleótidos que forman los peldaños de la escalera de ADN son la adenina (A), timina (T), citosina (C) y guanina (G). La adenina siempre se une con la timina (A/T) y la citosina lo hace con la guanina (C/G).

(3) En sus cromosomas, el ADN está acomodado en segmentos cortos llamados genes. Cada gen contiene conjuntos de pares de bases de nucleótidos limitados por marcadores iniciales y finales.

Cada gen contiene instrucciones para que la célula produzca una sustancia, por lo general una proteína con una tarea específica a realizar. Muchos tipos diferentes de proteínas son esenciales para el desarrollo y mantenimiento del cuerpo.

Algunas veces hay un cambio inesperado en el ADN que puede afectar a un gen, el cual, a su vez, puede alterar la manera en que se hace o funciona una proteína. Este cambio se denomina mutación. Las mutaciones pueden causar enfermedades, incluyendo Alzheimer.

Capítulo 4

¿Qué causa la enfermedad de Alzheimer?

Las causas de la enfermedad de Alzheimer (EA) son un misterio muy ponderado. Desde que Alois Alzheimer identificó las placas y haces característicos de la enfermedad al principio del siglo XX, investigadores y científicos han analizado centenares de diferentes caminos en una búsqueda por comprender y combatir su naturaleza destructiva. El paso de estos estudios se ha acelerado en años recientes, y los científicos producen nueva información casi todos los días.

Investigar las causas del Alzheimer es como armar un enorme rompecabezas. El problema es que nadie sabe cómo se verá el producto terminado. Más aún, las piezas desordenadas parecen provenir de diferentes rompecabezas que, en apariencia, no están relacionados. Hasta que el cuadro final esté completo, la esperanza es que la identificación y comprensión de los factores implicados en la enfermedad de Alzheimer conducirán a nuevas estrategias en el tratamiento y la prevención.

Alzheimer de inicio temprano y de inicio tardío

Antes de examinar algunos de los factores implicados en el Alzheimer, es importante diferenciar entre dos formas de la enfermedad. Los científicos clasifican a la enfermedad de Alzheimer en las formas de inicio temprano y de inicio tardío, utilizando la edad de 65 años como línea divisoria. La gente menor de 65 años que desarrolla la

Patrones hereditarios en la enfermedad de Alzheimer

Los investigadores emplean la edad de 65 años para identificar a la gente que presenta Alzheimer de inicio temprano o de inicio tardío. Pero, los científicos también reconocen un tipo diferente de división entre las formas familiar y esporádica del mal. Familiar significa que varios miembros de la misma familia se han visto afectados por la enfermedad, y esporádica implica que sólo una persona en la familia tiene Alzheimer.

¿Por qué hay necesidad de estas categorías? Una razón es los distintos patrones de herencia que revelan. Por ejemplo, el Alzheimer familiar de inicio temprano es raro, pero fuertemente hereditario. La forma más común de inicio tardío de la enfermedad, ya sea familiar o esporádica, no tiene un patrón hereditario tan claro.

Desde luego, no hay categorías exclusivas, y la distinción entre ellas puede ser poco definida. De hecho, es posible que la forma esporádica de inicio tardío afecte a más de un miembro de la familia y parezca ser familiar, mientras que la forma familiar puede afectar a un solo miembro de la familia y parecer esporádica.

enfermedad tiene la forma de inicio temprano. Aunque este grupo es bastante pequeño en número, abarca un rango de edad amplio. Hay casos raros en los cuales gente de 30 años ha desarrollado Alzheimer.

Las personas que adquieren Alzheimer a los 65 años o más presentan Alzheimer de inicio tardío, la forma más común. Los síntomas de ambas formas son muy parecidos, aunque en algunos casos de inicio temprano hay una mayor velocidad de decadencia física y mental. Una gran diferencia entre las dos formas de Alzheimer es la manera en que la forma de inicio temprano afecta la vida de una persona de edad mediana —que puede estar trabajando y tener todavía responsabilidades como padre. El impacto de la forma de inicio tardío en un adulto mayor establece necesidades y prioridades muy diferentes.

Los científicos saben que, para ambas formas de Alzheimer, la enfermedad es compleja, y piensan que es muy probable que sea producto de una combinación de factores genéticos y ambientales. Cerca de 30 por ciento de la gente con Alzheimer tiene un historial familiar de demencia, lo cual indica que los genes desempeñan un papel. No obstante, los factores de riesgo genéticos no son todo el cuadro. Los científicos también están investigando los factores ambientales que pueden contribuir al desarrollo del Alzheimer. Aún no están seguros de la manera en que se relacionan todos estos factores y cuáles otros deben aún ser identificados y explicados, pero comienza a surgir una visión más amplia de la enfermedad.

Factores genéticos que afectan a la enfermedad de Alzheimer

Gran parte de la investigación sobre Alzheimer ha sido y sigue concentrada en los factores genéticos que rodean a la enfermedad. Para tener la información básica sobre la genética, vea la página C8 en la sección de color. Se ha ganado una mayor comprensión de esta investigación genética, lo que está proporcionando una visión valiosa sobre la compleja cascada de sucesos que constituye el proceso de la enfermedad.

Se sabe que ciertas mutaciones genéticas —cambios inesperados en genes individuales o en secciones de los cromosomas— causan un pequeño número de EA de inicio temprano. Los investigadores poseen evidencia de que otros genes no descubiertos todavía y las mutaciones genéticas pueden influir en el Alzheimer, ya sea de manera directa o indirecta.

Algo que comparten todos los genes y mutaciones genéticas que se sabe causan Alzheimer es el proceso y degradación anormales de la proteína precursora de beta-amiloide. El procesado anormal, por lo general, da como resultado una producción excesiva de fragmentos de beta-amiloide. Cuando los fragmentos no logran disolverse, se agregan para formar las placas abundantes que se encuentran en el cerebro de la gente con Alzheimer. Los científicos se convencen, cada vez más, de que el incremento en la acumulación del beta-amiloide en el cerebro es, si no una causa directa de la demencia, un paso vital y necesario en el proceso. Un análisis más cercano de cada gen puede ayudar a explicar la forma en que el beta-amiloide contribuye al Alzheimer.

Proteína precursora del amiloide

La proteína precursora del amiloide (PPA) está asociada con la membrana celular, la delgada capa externa que cubre a la célula. El gen que produce esta proteína se localiza en el cromosoma 21 del ADN de la persona. La función normal de la PPA no está clara, pero los estudios indican que tiene un papel en el crecimiento y supervivencia de las neuronas. Las mutaciones de la PPA ocasionan una forma rara de enfermedad de Alzheimer.

En ocasiones, la PPA se considera como proteína de membrana porque una parte de ella está alojada en la membrana celular y otra parte está fuera de ella, como un alfiler clavado en un cojín. Desde esta posición, la PPA es recortada en el exterior de la membrana celular por un tipo de enzima llamada proteasa. Una enzima es una clase de proteína que acelera las reacciones. Los científicos saben, desde hace tiempo, que tres proteasas participan en este proceso y, aunque no están seguros de la identidad exacta de todas estas enzimas, las han bautizado como alfa-secretasa, beta-secretasa y gamma-secretasa.

Genes asociados con el Alzheimer

Gen	Cromosoma
Proteína precursora del amiloide (PPA)	21
Presenilina 1 (PS1)	14
Presenilina 2 (PS2)	1
Apolipoproteína E (APOE ε4)	19

Las tres enzimas recortan la PPA de la membrana celular. Cuando la alfa y gamma-secretasa cortan la PPA, los fragmentos resultantes parecen disolverse con bastante facilidad dentro del cerebro (véase la página C6 en la sección en color). La beta y gamma-secretasa también cortan la proteína. Producen fragmentos más largos llamados beta-amiloide 40 o beta-amiloide 42 (porque están constituidos por 40 o 42 aminoácidos respectivamente). El beta-amiloide 42 no se disuelve con facilidad y es más "pegajoso" que el beta-amiloide 40. El beta-amiloide 42 se acumula con otros fragmentos para formar las placas del Alzheimer.

Las mutaciones del gen PPA que están asociadas con el Alzheimer se localizan en la parte de la PPA que sobresale de la membrana celular y cerca de los sitios de corte de la secretasa. Esto sugiere que dichas mutaciones causan la formación de más beta amiloide en total o más de la versión tipo 42. En ambos casos se favorecería la creación de más placas.

Proteína presenilina

Se sabe que las mutaciones de dos proteínas diferentes de presenilina, presenilina 1 (PS1) y presenilina 2 (PS2), causan la enfermedad de Alzheimer. El gen para la proteína PS1 se localiza en el cromosoma 14. El gen de la proteína PS2 se localiza en el cromosoma 1. Más de 30 mutaciones diferentes de estas proteínas causan la enfermedad de Alzheimer de inicio temprano. Un padre que posee cualquiera de estas mutaciones conocidas de la presenilina tiene una alta probabilidad de pasarla a su descendencia. Cada descendiente tiene una probabilidad de 50 por ciento de heredar el gen anormal y desarrollar la enfermedad. Esto relaciona en forma estrecha la presenilina a las formas familiares de Alzheimer.

Los estudios muestran que las mutaciones de PS1 y PS2 aumentan el nivel de beta-amiloide 42 en el cerebro —la versión pegajosa del beta-amiloide que produce las placas amiloides. Los científicos han sospechado durante mucho tiempo que la proteína PS1 es la enzima gamma-secretasa implicada en el corte de la PPA.

Apolipoproteína

Antes de que se le relacionara con la enfermedad de Alzheimer, el gen de la apolipoproteína E (APOE) ya se conocía en la comunidad médica debido a su función en el transporte del colesterol sanguíneo en el cuerpo. Hay tres alelos, o variantes, de la APOE —llamados ε2, ε3 y ε4. A diferencia de los genes PPA, PS1 y PS2, no es una mutación de la APOE la que desempeña un papel en el Alzheimer, sino una de las variantes naturales del gen —el alelo ε4— y, mientras que la PPA, PS1 y PS2 conducen a la forma de inicio temprano del Alzheimer, heredar uno o dos de los alelos APOE ε4 incrementa la probabilidad de desarrollar la forma de inicio tardío de la enfermedad. También puede disminuir la edad de inicio, por lo general varios años antes que en las formas no relacionadas con el APOE ε4 del Alzheimer. La investigación muestra que la APOE ε4 está asociada con un aumento del beta-amiloide en el cerebro, pero no hay un acuerdo acerca de la manera exacta en que esto sucede. Algunos investigadores sospechan que, aunque los alelos ε3 y ε2 son efectivos para disolver el beta-amiloide del cerebro, el alelo ε4 no es tan eficiente.

Factores genéticos en investigación

Los investigadores están estudiando el cromosoma 12 —en particular el gen alfa-2-macroglobulina que se encuentra en él— como posible fuente de otro factor de riesgo de inicio tardío. El cromosoma 10 también está en estudio. En fecha reciente, tres grupos de científicos determinaron por separado, y a través de métodos diferentes, que un gen relacionado con el Alzheimer de inicio tardío parece residir en dicho cromosoma. Se cree que es posible que este gen también afecte el proceso de la proteína beta-amiloide.

Teorías sobre las posibles causas de la enfermedad de Alzheimer

Los esfuerzos por descubrir las relaciones de la genética con el Alzheimer han producido resultados favorables, que están ayudando a los científicos a concentrarse en los factores específicos que afectan a esta enfermedad, si no es que de hecho desencadenan el proceso de la enfermedad.

El beta-amiloide y las placas

El estudio de las diversas mutaciones genéticas sugiere que el proceso del beta-amiloide, así como la formación de placas, desempeñan papeles importantes en el desarrollo del Alzheimer. Algunos investigadores creen que éstas son etapas esenciales del proceso de la enfermedad. Los factores que apoyan esta hipótesis incluyen lo siguiente:

- Todas las formas conocidas de Alzheimer familiar de inicio temprano van acompañadas por un aumento sustancial en el nivel de proteína beta-amiloide en el cerebro.
- La acumulación del beta-amiloide en placas se presenta al inicio del proceso de la enfermedad, antes de que aparezcan los síntomas.
- Con el tiempo, el número de placas aumenta a medida que el mal se desarrolla en el cerebro.
- Los individuos con síndrome de Down, quienes por la naturaleza de su padecimiento poseen una copia adicional de la totalidad o parte del cromosoma 21, y por tanto tienen tres genes de PPA (en lugar de dos), con frecuencia desarrollan enfermedad de Alzheimer más adelante en sus vidas.
- Una mutación del gen que produce la propia proteína precursora del amiloide causa Alzheimer.

La pregunta que permanece sin responder dentro de la teoría del beta-amiloide es si las placas son la causa directa de la decadencia cognitiva. ¿Son la fuerza impulsora tras el inicio del Alzheimer? Los estudios iniciales con ratones cuyos genes se han alterado (conocidos como ratones transgénicos) para producir placas de tipo Alzheimer apoyan este concepto. Y si es así, ¿sería posible evitar los síntomas cognitivos y de conducta de la EA eliminando el exceso de beta-amiloide del cerebro o deteniendo la sobreproducción de éste? Los científicos esperan aclarar esto.

Propiedades características del Alzheimer

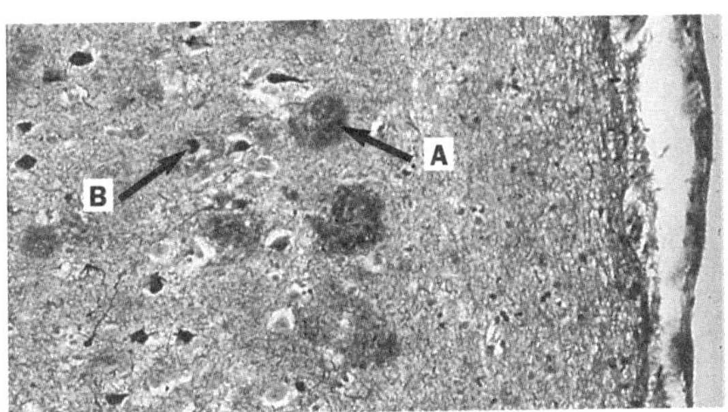

Esta microfotografía del tejido cerebral muestra la acumulación de las placas de beta amiloide (flecha A) y los haces neurofibrilares (flecha B) en una persona con enfermedad de Alzheimer.

Mientras tanto, otros investigadores buscan explicaciones alternativas. Aunque la acumulación de beta-amiloide puede ser un primer paso en el desarrollo del Alzheimer, otros cambios pueden ocurrir en la etapa inicial del proceso. Los cambios prominentes en el cerebro incluyen la acumulación de haces neurofibrilares, una característica que parece tener una fuerte relación con la severidad de los síntomas de Alzheimer. Además, la respuesta inflamatoria, el estrés oxidativo y la alteración de los niveles de calcio que llevan a la muerte de las células nerviosas son mecanismos importantes que posiblemente contribuyen a la enfermedad.

Tau y los haces neurofibrilares

Las haces neurofibrilares son producto de la torsión de las proteínas tau dentro de las neuronas. En forma normal, tau ayuda a sostener la estructura de la célula nerviosa; y cuando esta proteína se rompe, la estructura de la célula se colapsa (véase la página C7 en la sección de color). Los haces se pueden encontrar en el tejido cerebral de las personas que no padecen demencia, pero la aparición de haces específicamente en la corteza cerebral está asociada con el inicio de la demencia. Los haces son una de las dos características que definen la enfermedad de Alzheimer, la otra es las placas beta-amiloides.

Hasta hace poco, se tenían escasos conocimientos acerca de los haces neurofibrilares, con excepción de que son el resultado de un proceso anormal de la proteína tau. No obstante, en 1998 los científicos que estudiaban la demencia frontotemporal (DFT), una forma hereditaria de enfermedad neurodegenerativa, identificaron una mutación en el gen tau localizado en el cromosoma 17. El efecto de esta mutación en la DFT es parecido a lo que sucede en el Alzheimer —la torsión de los hilos de proteína tau y la acumulación de haces en la célula.

Más aún, la acumulación de dichos haces proteicos parece tener un efecto más directo en las neuronas que las placas amiloides. Los haces interfieren con el transporte de nutrientes en las células y con la transmisión de impulsos eléctricos entre ellas, llevando al colapso de funciones celulares vitales.

Es posible que la producción de beta-amiloide estimule la formación de haces, quizá mediante la alteración de los niveles de calcio dentro de las células. No obstante, la relación entre el beta-amiloide y los haces de tau aún no está clara.

Respuestas inflamatorias

Diversos estudios han observado una profunda inflamación en el cerebro de las personas con Alzheimer. La inflamación es la respuesta del cuerpo ante el daño o la infección, y una parte natural del proceso de curación.

Incluso, mientras se desarrollan placas en el espacio entre las neuronas, las células inmunes (microglia) trabajan deshaciéndose de las células muertas y otros productos de desecho del cerebro. Los científicos especulan que la microglia puede considerar a las placas como sustancias extrañas al cuerpo y trata de destruirlas, disparando la respuesta inflamatoria. Por otra parte, quizá la microglia esté tratando de eliminar las neuronas dañadas. La microglia también puede activar otros compuestos que causan inflamación. Entre ellas se encuentra la interleucina-1, la enzima COX-2 y un grupo de proteínas, conocido como complemento, que actúan contra las células marcadas por la microglia para ser atacadas. Aunque los investigadores creen que la inflamación se presenta antes de que se formen por completo las placas, no están seguros de que dicho desarrollo esté relacionado con el proceso de la enfermedad. También hay desacuerdo en cuanto al hecho de que la inflamación tenga un efecto dañino en las neuronas o si sea benéfica y ayude a eliminar las placas.

Estrés oxidativo
La evidencia sugiere que la acumulación de beta-amiloide y quizá la respuesta inflamatoria pueden conducir al daño de las mitocondrias, las fábricas de energía de la célula. Las mitocondrias dañadas tienden a producir un exceso de moléculas muy reactivas llamadas radicales libres. En forma normal, los radicales libres llevan a cabo un sinnúmero de tareas útiles, pero demasiados de estos radicales provocan lo que se conoce como estrés oxidativo. Dañan a las células, dando como resultado el rompimiento del tejido y daño al ADN.

Niveles de calcio
Los estudios de acumulación del beta-amiloide muestran que dicha acumulación puede provocar la entrada de cantidades excesivas de calcio en las neuronas. El calcio, que por lo general se obtiene a través de los alimentos, ayuda en la transmisión de los impulsos de los mensajes entre las células, pero un exceso de este puede llevar a la muerte celular.

Otros factores de riesgo
Los estudios en personas que desarrollaron la enfermedad de Alzheimer sin historial familiar previo de demencia, indican que los genes no son la única fuente de la enfermedad. Un gran número de factores de riesgo ajenos a la genética parecen estar asociados con el Alzheimer. Algunos de ellos, como la edad, ya se han establecido de manera definitiva. Otros siguen investigándose.

Edad. Como se comentó en el capítulo 1, tanto el número total de casos de Alzheimer (prevalencia) como el número de casos nuevos de EA de los cuales se informa (incidencia) se elevan en forma dramática con la edad, duplicándose cada cinco años a partir de los 65 años. Algunos investigadores especulan que el Alzheimer es una consecuencia inevitable del envejecimiento. En otras palabras, si usted vive lo suficiente llegará el momento en que desarrollará Alzheimer. No obstante, el hecho de que muchos adultos mayores, incluyendo gente de más de 90 años, tengan memorias agudas y capacidades cognitivas intactas contradice esta teoría.

Otros científicos postulan que el Alzheimer se presenta dentro de un rango específico de edad y que el aumento en la prevalencia de la EA se nivela alrededor de los 95 años edad. Un consenso creciente es que, aunque el Alzheimer no es una parte normal del envejecimiento, los efectos de este último pueden fortalecer el desarrollo de la EA.

Sexo. Los estudios basados en la prevalencia del Alzheimer demuestran que hay más mujeres que hombres con demencia. Esto puede explicarse, por lo menos en parte, por el hecho de que las mujeres por lo general viven más tiempo que los hombres, e incluso pueden sobrevivir más tiempo con demencia. Los datos combinados de cierto número de estudios europeos que abarcan los años de 1988 a 1996 indican que las mujeres también pueden presentar un riesgo ligeramente mayor de desarrollar demencia, en particular Alzheimer. Los científicos no conocen la razón para esta distinción, pero las posibilidades podrían incluir diferencias biológicas. Estos estudios también han sido cuestionados por su parcialidad en las pruebas diagnósticas o por una distribución desigual de los factores de riesgo entre hombres y mujeres.

Educación. Los resultados de un proyecto conocido como el *Nun Study* apoyan la idea de que la educación puede proteger a alguien contra la enfermedad de Alzheimer. Los investigadores examinaron las autobiografías escritas por un grupo de monjas en el momento de su ingreso en un convento de Milwaukee. La edad promedio de estas monjas era de 22 años. Los ensayos se midieron en cuanto a su densidad de ideas —el número promedio de ideas por cada diez palabras— y su complejidad gramatical. Las monjas también donaron sus cerebros a los investigadores con la intención de que se les realizara una autopsia cuando murieran. De manera sorprendente, los investigadores encontraron que 90 por ciento de las monjas que presentaban una baja densidad de ideas en sus autobiografías mostraban evidencia de acumulación de haces neurofibrilares en sus cerebros. Por el contrario, las monjas que habían tenido alta densidad de ideas a los 22 años tenían muy pocos haces cuando murieron.

El *Nun Study* recibió mucha atención pública, y la mayoría de los estudios subsecuentes confirman la idea de que los niveles bajos de educación pueden ser un factor de riesgo para el desarrollo posterior de Alzheimer. No obstante, estos estudios tienen sus limitaciones. Las mediciones de los niveles de educación pueden ser imprecisas, y otros factores, además, pueden confundir u oscurecer el impacto real de la educación. Todas estas teorías son especulativas, y los mecanismos detrás de las observaciones siguen siendo desconocidos. Más aún, aunque muchos de los estudios sugieren que la educación es protectora, sus resultados no son concluyentes.

Lesiones en la cabeza. La observación de que algunos exboxeadores llegan a desarrollar demencia nos lleva a la pregunta de si las lesiones traumáticas serias en la cabeza (por ejemplo, con una pérdida prolongada de la conciencia) pueden ser un factor de riesgo para el Alzheimer. Varios estudios indican una relación significativa entre ambos, sobre todo para los hombres. Otras investigaciones encuentran una correlación ligera, no significativa, entre el trauma en la cabeza y la EA. El debate continúa, pero una de las teorías es que el daño en la cabeza puede interactuar con la APOE ε4, llevando a un mayor riesgo de Alzheimer.

Factores de riesgo bajo investigación. Un gran número de estudios sugiere una correlación positiva entre el Alzheimer, la hipertensión y el colesterol alto. Asimismo, la depresión también se ha identificado como un posible factor de riesgo para la EA. Estos estudios aún se encuentran en la fase inicial de investigación, y los científicos siguen buscando evidencia concluyente en estas áreas.

Los investigadores también han examinado el tabaquismo y la exposición a riesgos laborales como pegamentos, pesticidas, fertilizantes e, incluso, campos electromagnéticos como contribuyentes potenciales para el Alzheimer. El tabaquismo se consideró protector en cierto momento, pero esta hipótesis se contradijo en trabajos posteriores. El aluminio, que en ocasiones se ha encontrado en los cerebros de gente con Alzheimer, ha sido un punto de discusión durante años. Los resultados de todas estas investigaciones han sido inconsistentes y, en este punto, todavía no hay ninguna evidencia irrefutable acerca de cualquier factor ambiental o de estilo de vida que incremente el riesgo de Alzheimer para una persona.

Un proceso complicado

El cuadro que va surgiendo sobre el Alzheimer implica un proceso intrincado de enfermedad que puede incluir todos los elementos descritos anteriormente (susceptibilidad genética, acumulación de beta-amiloide, haces neurofibrilares, inflamación, estrés oxidativo, desequilibrio celular y factores de riesgo todavía desconocidos). La dificultad de predecir quién desarrollará Alzheimer puede permanecer como característica de la enfermedad en y por sí misma. Aunque los investigadores pueden identificar vías fisiológicas comunes para el Alzheimer en la mayoría de las personas, su presencia en cada individuo puede precipitarse por una combinación diferente de detonadores genéticos y ambientales.

Aunque los elementos clave de la enfermedad de Alzheimer se están revelando, aún quedan sin responder muchas preguntas importantes acerca de estos elementos. ¿Cuál es el papel que desempeñan las placas y los haces en el daño y la muerte de las neuronas? ¿Qué parte tiene la inflamación? ¿Cuáles factores ambientales, si los hay, afectan el inicio y avance de la enfermedad? ¿Logrará el tratamiento destinado a la eliminación de placas y haces resolver también las manifestaciones mentales y físicas de la EA? ¿Qué es lo que permite a los individuos de más de 90 años retener su memoria y sus aptitudes intelectuales? Estas interrogantes son algunas que los científicos siguen estudiando en la búsqueda de la causa de la enfermedad de Alzheimer.

¿Qué hay de la evaluación genética para Alzheimer?

Aunque hay pruebas de evaluación genética para mutaciones en la presenilina 1 (PS1) y el alelo ε4 de la apolipoproteína E (APOE), la mayoría de los especialistas de Alzheimer no recomienda estas pruebas de rutina. No obstante, si una persona presenta Alzheimer de inicio temprano y otro miembro cercano de la familia comienza a mostrar síntomas de demencia, las pruebas de evaluación para una mutación en la PS1 pueden ser útiles para realizar un diagnóstico preciso para el segundo miembro de la familia.

La mayoría de los investigadores concuerdan en que la evaluación del gen APOE ε4 tiene poco valor de predicción. En otras palabras, tener este gen no significa que le dará Alzheimer, y no tenerlo no implica que no padecerá dicha enfermedad. Si llega a estar disponible un tratamiento de prevención, esta prueba le será más útil a un mayor número de personas.

Capítulo 5

Diagnóstico de la enfermedad de Alzheimer

Puede sentirse apenado porque olvida constantemente los nombres de las personas que conoce y las citas a las cuales pensaba asistir. Puede preguntarse por qué se siente tan angustiado o frustrado ante el más ligero cambio en su rutina diaria. Piensa, quizá, que estos síntomas se deben al estrés, la fatiga o el envejecimiento, o se preocupa de que sean el resultado de una enfermedad o incluso de algún tipo de falla personal. En cualquier caso, si es consciente de que tiene problemas de memoria o cambios de carácter extraños, considere consultar a un médico.

Desde luego, éste puede ser un paso difícil, ya que programar una cita con el médico significa admitir que puede haber un problema con una parte suya en la cual siempre ha confiado. Ha contado con su memoria —su capacidad de recordar— para llevar a cabo muchas tareas y establecer un contexto para las experiencias de su vida. No obstante, tomar este paso vale la pena. El médico puede ser capaz de identificar la causa de su preocupación.

Si hay un problema de memoria, ¿entonces qué? La causa puede ser reversible; y si no lo es, un diagnóstico puede permitirle recibir tratamiento de manera que le ayuden a manejar la condición y tomar medidas positivas para adaptarse a las nuevas circunstancias.

La importancia de un diagnóstico temprano

Cuando la pérdida de memoria y los cambios del estado de ánimo están implicados, el médico puede considerar la enfermedad de Alzheimer (EA) como una causa potencial, pero el diagnóstico es un proceso de eliminación. El médico hará pruebas para todas las demás causas posibles de los signos y síntomas y desechará cada causa, una a una, hasta que la única posibilidad restante sea el Alzheimer.

¿Por qué se hacen de esta manera las pruebas? Porque los investigadores no han logrado desarrollar una prueba definitiva que demuestre que la persona padece la enfermedad. Los científicos no han encontrado aún cambios biológicos o fisiológicos en el cuerpo, conocidos como marcadores, que identifiquen el inicio del Alzheimer con certeza. Así que el diagnóstico de la EA se logra por eliminación de todas las demás posibilidades. Al seguir este método, los médicos son capaces de realizar un diagnóstico preciso casi 90 por ciento del tiempo. El diagnóstico con 100 por ciento de certeza sólo puede lograrse realizando una autopsia, cuando el tejido cerebral puede examinarse de manera directa bajo el microscopio.

Está bien, puede decirse, ya que no hay un diagnóstico preciso del todo para esta enfermedad progresiva e incurable, ¿por qué es necesario diagnosticarla? Por una razón: otro padecimiento puede ser la causa del problema, y si dicho padecimiento puede identificarse, es posible tratarlo. Se calcula que entre cinco y diez por ciento de la gente que presenta pérdida de la memoria, confusión y otros signos de demencia sufren una enfermedad potencialmente reversible como problemas metabólicos, depresión, intoxicación por medicamentos, alteraciones tiroideas o deficiencias vitamínicas. Entre más temprano sea el diagnóstico, en general es más fácil tratar estas afecciones.

Si las pruebas indican que la demencia, como el Alzheimer, está presente, el diagnóstico temprano es importante por varias razones:

- Aunque no existe ningún medicamento que pueda detener o revertir el Alzheimer, sí hay medicamentos que administrados con suficiente oportunidad pueden ayudar a tratar los síntomas del estadio temprano del Alzheimer, así como mejorar la calidad de vida de la persona. Actualmente se investiga si dichos medicamentos pueden retardar el avance de la enfermedad.
- El tratamiento de una condición concurrente que puede contribuir a la demencia, como depresión, angustia o cualquiera de los

diversos trastornos del sueño, con frecuencia da como resultado una mejoría en la salud general y una mejor cognición potencial.

- Es necesario tomar muchas decisiones importantes legales y financieras, lo mismo que respecto al cuidado médico, que conciernen a la persona y su familia. Un diagnóstico temprano puede permitir que dicha persona participe de manera activa en la toma de decisiones.
- El diagnóstico temprano da a la persona tiempo para que se prepare en los aspectos mental y emocional para los cambios que se aproximan. El tiempo permite a la persona aprender más sobre la enfermedad, lo cual puede atenuar algunos de sus temores y angustias. También da oportunidad a la familia de planear de manera adecuada los arreglos en cuanto al alojamiento y el cuidado cotidiano.

Signos de advertencia de la enfermedad de Alzheimer

Los diez signos de advertencia que se asocian en general con el Alzheimer incluyen:

1. Pérdida de memoria.
2. Dificultad para realizar tareas familiares.
3. Problemas con el lenguaje.
4. Desorientación respecto a tiempo y lugar.
5. Ningún o poco juicio.
6. Problemas con el pensamiento abstracto.
7. Extravío de cosas.
8. Cambios en el ánimo o la conducta.
9. Cambios en la personalidad.
10. Pérdida de iniciativa.

Adaptado de la Asociación de Alzheimer, 2001.

Una persona puede no presentar todos los signos o síntomas, y la lista no refleja el orden en el cual pueden presentarse. No obstante, con frecuencia el primer signo de advertencia de la enfermedad de Alzheimer es la pérdida de memoria. Extraviar las llaves del auto el mismo día en que la persona olvida también una cita para almorzar no significa necesariamente que sufre Alzheimer. La pérdida de memoria debe persistir durante meses y empeorar de manera progresiva. Por lo general, uno o dos síntomas más acompañarán a dicha pérdida de memoria.

¿Cómo sabe el médico que se trata de Alzheimer?

Aunque no hay una prueba específica que se pueda usar para diagnosticar la enfermedad de Alzheimer, los especialistas pueden identificar con precisión el padecimiento nueve de cada diez veces utilizando una combinación de pruebas y evaluaciones. Los criterios que se usan con mayor frecuencia para diagnosticar el Alzheimer fueron establecidos por la Asociación Psiquiátrica Estadounidense y se pueden encontrar en el manual médico llamado *Diagnostic and Statistical Manual of Mental Disorders*, cuarta edición (al que se hace referencia como DSM-IV). Para diagnosticar Alzheimer, de acuerdo con el DSM-IV, es necesario que se cumplan los siguientes criterios:

1. La persona tiene múltiples —por lo menos dos— problemas cognitivos. Uno de ellos debe ser la pérdida de la memoria, evidenciada por la incapacidad de reconocer o recordar los nombres de los objetos a pesar de ser capaz de verlos, oírlos o tocarlos. Además de la pérdida de la memoria, dichos problemas incluyen uno o más de los siguientes factores:

   - Dificultad para hablar o seguir las conversaciones.
   - Incapacidad para llevar a cabo movimientos coordinados complejos.
   - Dificultad con las tareas visuoespaciales, tales como permanecer orientado al moverse dentro de la casa o al dibujar diseños geométricos.
   - Problemas para planear, organizar, dar secuencia o pensar de manera abstracta.

2. Cada problema cognitivo que tiene la persona le causa problemas importantes en la vida laboral y social y representa una caída con respecto a sus capacidades anteriores.
3. Los signos y síntomas llegan en forma paulatina y empeoran de manera progresiva.
4. La evaluación médica ha determinado que los problemas cognitivos no se deben a otros padecimientos como un tumor o infarto cerebrales o una infección.
5. Los problemas cognitivos no ocurren de manera exclusiva durante un periodo de delirio.
6. Los signos y síntomas no se explican mejor por una afección como depresión u otros trastornos que afecten el equilibrio emocional.

El reto de hacer un diagnóstico

Hay un amplio rango en el número estimado de personas con enfermedad de Alzheimer —entre dos y cuatro millones. Esto se debe a que los científicos han descubierto que algunos de los síntomas de la enfermedad pueden presentarse aún antes de lo que se creía en el pasado. En otras palabras, el punto exacto en el cual se puede decir que el Alzheimer está presente en el cuerpo se está volviendo más difícil de determinar. Las definiciones de Alzheimer leve varían, y los distintos médicos pueden emplear diferentes criterios. Más aún, el diagnóstico de EA por lo general se obtiene excluyendo todas las demás condiciones que pueden estar causando los signos y síntomas. Como resultado de estas razones, con frecuencia se vuelve un reto determinar en forma precisa quién tiene Alzheimer y quién no. En este sentido, muchos científicos y profesionales médicos en todo el mundo están trabajando para obtener mejores criterios para el diagnóstico.

¿Cómo se hace la evaluación médica?

Aunque un médico puede ser el contacto primario, es posible que participe en la evaluación un equipo completo de profesionales, incluyendo enfermeras, trabajadores sociales y quizá algunos especialistas, como psiquiatras o neurólogos. Es probable que la evaluación incluya un historial médico, un examen físico y neurológico, una evaluación de estado mental y estudios psiquiátricos y neuropsicológicos. Algunas de estas pruebas se usan para identificar o eliminar otras enfermedades o tipos de demencia. Además, hay otros exámenes que se utilizan para evaluar el nivel de funcionamiento cognitivo de la persona.

Historial médico

Para compilar un historial médico, es probable que el médico entreviste a la persona y a alguien que viva o esté en contacto regular con ella. El propósito de la entrevista es identificar los signos y síntomas y crear una cronología de sucesos. El médico querrá evaluar cualquier cambio respecto a la manera en que el paciente lleva a cabo las tareas en comparación con su nivel anterior de desempeño, incluyendo la realización de actividades domésticas, manejo de las finanzas o interacción social. Asimismo, se registrará cualquier cambio de personalidad. Dado que es difícil ser objetivo o recordar cada detalle, es importante implicar a otros en la evaluación pues ello permite al médico ampliar la perspectiva.

El médico puede hacer las siguientes preguntas a la persona y a su cónyuge, a un familiar o a algún amigo:

- ¿Cómo es su rutina diaria?
- ¿Cuándo notaron los primeros síntomas?
- ¿Han aumentado con el tiempo los síntomas o han permanecido constantes?
- ¿Los síntomas interfieren con las actividades cotidianas?

De igual manera, el médico puede hacer preguntas respecto a cualquier problema médico pasado o crónico, un historial familiar de demencia y otras enfermedades, las bases sociales y culturales de la familia y sobre los medicamentos que no requieren receta médica o de prescripción que tome la persona.

Examen físico y neurológico

Llegar a evaluar el estado actual de la salud de la persona es un paso crucial. Un número cualquiera de factores físicos tiene impacto en las funciones cognitivas; por ello, el examen puede incluir:

- Un estudio físico para identificar enfermedades médicas que contribuyan a la deficiencia cognitiva, como falla cardiaca congestiva o hipotiroidismo.
- Un examen neurológico para identificar los signos de la enfermedad de Parkinson, infartos o tumores cerebrales u otras condiciones médicas que afecten la memoria y el pensamiento, además de la función física.
- Imagenología cerebral —tomografía computada (TC) o imágenes por resonancia magnética (RM)— para detectar ataques o tumores cerebrales, hidrocefalia u otras anormalidades estructurales. En el Alzheimer puede haber reducción (atrofia) en las estructuras del cerebro, como el hipocampo, que se asocian con la memoria.
- Pruebas de sangre y orina que señalan problemas tiroideos, anemia, nivel de medicamentos, infecciones y otros factores.
- Un electrocardiograma —un registro de los impulsos eléctricos producidos cuando el corazón bombea sangre— y quizá rayos X

Tecnología de imágenes para ver dentro del cuerpo

Para hacer un diagnóstico preciso del Alzheimer, el médico puede recurrir a una tecnología muy sofisticada que produce imágenes claras de los órganos internos.

Tomografía computada. También conocida como escaneo por TC, es una técnica de imagenología que se emplea de manera extensa para examinar el cerebro y otros órganos. Un haz de rayos X, que pasa a través del cuerpo, genera la imagen. Pero el escaneo por TC proporciona mayor información que los rayos X ordinarios. Esto se debe a que parte de la máquina de rayos X se rota con rapidez alrededor del cuerpo, de manera que se obtienen imágenes de todos los ángulos. Una computadora procesa estas imágenes y las combina en un escaneo único, detallado y de sección transversal.

Resonancia magnética. En lugar de usar rayos X para producir una imagen, la resonancia magnética (RM) usa campos magnéticos y ondas de radio. La máquina detecta pequeñas señales de energía emitidas por los átomos que conforman los tejidos del cuerpo y construye imágenes basadas en esa información. Las imágenes producidas con RM son similares a las que se toman con TC, pero son más detalladas y pueden mostrar tejidos ligeramente diferentes.

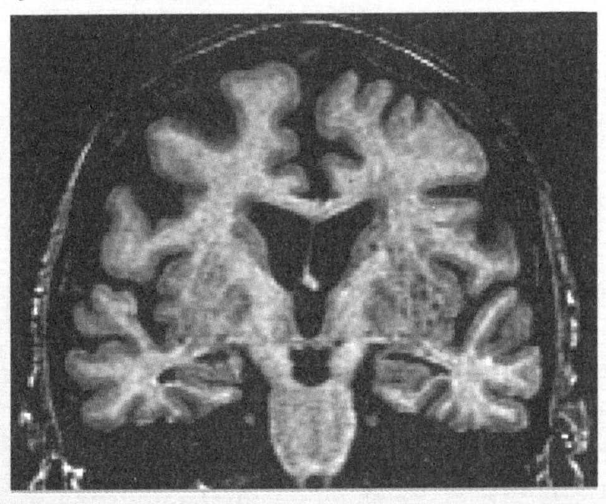

RM del cerebro

Tomografía por emisión de positrones (TEP). Es una técnica muy reciente y costosa de imagenología que detecta emisiones de una cantidad pequeña de material radiactivo que se inyecta en el cuerpo. Dos detectores diferentes colocados en lados opuestos del cuerpo captan dichas emisiones. Esta técnica tiene la ventaja de ser capaz de revelar la manera en que el tejido realmente usa la energía (vea las páginas C4 y C5 de la sección en color). La TEP no se utiliza de rutina para el diagnóstico de Alzheimer, aunque existe la necesidad ocasional de ella en algunos casos relacionados con la clínica o la investigación.

del tórax para medir la salud cardiovascular y revisar factores que puedan influir en la demencia vascular.

- Una evaluación del estado nutricional de la persona y del índice de masa corporal (IMC). El IMC es una fórmula que se determina por el peso y la estatura. Es una mejor estimación de la grasa corporal y de los riesgos de salud que la medición con la báscula de baño.

Evaluación del estado mental

Para determinar qué funciones cognitivas pueden verse afectadas y qué tan gravemente, un clínico determinará el estado mental de la persona. Dicha evaluación puede incluir entrevistas y pruebas escritas para evaluar:

- El sentido del tiempo y el lugar.
- La capacidad de comprender, hablar y recordar.
- La capacidad de realizar las actividades diarias, como pagar cuentas y operar los aparatos domésticos.

Las pruebas adicionales del estado mental pueden incluir hacer cálculos simples, deletrear una palabra en sentido inverso y dibujar un objeto simple.

Evaluación psiquiátrica y neuropsicológica

La evaluación psiquiátrica puede ayudar a determinar si la persona está deprimida o padece una condición que puede confundirse con demencia o acompañar al Alzheimer. Es posible que dicha evaluación también ayude a identificar pautas en las funciones cognitivas que son indicadores de la condición subyacente.

Las pruebas neuropsicológicas están diseñadas para evaluar la memoria, la capacidad de razonar y de resolver problemas, la aptitud del lenguaje y la coordinación entre la visión y el movimiento muscular. Dichas pruebas pueden ser decisivas para diferenciar entre depresión y demencia, en especial en las etapas tempranas del Alzheimer. Los perfiles de las pruebas también pueden ayudar a diferenciar el Alzheimer de afecciones como la demencia por cuerpos de Lewy y la demencia frontotemporal.

Para comprender el resultado de una evaluación

Al final de la evaluación, es probable que el médico designe al padecimiento de la persona como uno de los siguientes:

- **Posible Alzheimer.** El médico piensa que la enfermedad de Alzheimer es la causa principal de los signos y síntomas, pero sospecha que otro padecimiento está afectando el avance y ocultando el proceso de la enfermedad.
- **Probable Alzheimer.** El médico ha desechado otras enfermedades y llegó a la conclusión de que es muy probable de que los signos y síntomas sean producto de la enfermedad de Alzheimer.
- **Alguna otra forma de demencia.** El médico cree que algún otro padecimiento como la demencia vascular, la frontotemporal o la de cuerpos de Lewy, y no el Alzheimer, es la causa de los signos y síntomas.

Lo que revela la autopsia

El diagnóstico de enfermedad de Alzheimer con 100 por ciento de exactitud requiere de un examen del tejido cerebral. Es común hacer este tipo de exámenes en las autopsias, después de que muere la persona. La autopsia de una persona con Alzheimer por lo general revela las placas y haces característicos en el cerebro (vea el recuadro "Placas y haces" en la página 30). Esta información es importante para propósitos de investigación; no obstante, debemos comprender que el diagnóstico de probable Alzheimer es muy preciso, incluso sin la autopsia.

¿Qué sucede después del diagnóstico?

El diagnóstico de Alzheimer puede causar temor y ser difícil de enfrentar. Usted, o la persona de su familia que acaba de recibir tal diagnóstico, puede sufrir una amplia gama de emociones, incluyendo incredulidad y negación, rabia, tristeza y hasta aceptación. Necesitará darse tiempo para trabajar con estos sentimientos y ajustarse emocionalmente. Recuerde que no es el único. Millones de personas en todo el mundo padecen Alzheimer. Están enfrentando la enfermedad igual que usted o su familiar.

No tema pedir ayuda a los demás. Los familiares y amigos pueden proporcionar apoyo rápido cuando lo necesite. Asimismo, médicos, enfermeras o psicólogos pueden ayudarle a usted y a su familia a enfrentar este tiempo de cambios. Profesionales en la salud pueden trabajar con usted con el fin de desarrollar una estrategia para manejar la enfermedad a medida que progresa, además de ayudarle a determinar el momento adecuado y la manera para informar a los demás sobre el diagnóstico. También puede haber personas e instituciones en su comunidad que puedan proporcionarle consejos y ayuda valiosa, incluyendo las sedes locales de la Asociación de Alzheimer y de la Agencia del Envejecimiento.

Como se mencionó anteriormente, uno de los beneficios del diagnóstico temprano es que le proporciona a usted y a su familia tiempo para aprender y adelantarse a los cambios que se aproximan con la enfermedad. Una persona puede encontrarse todavía en la posición de tomar decisiones acerca del manejo de su salud y sus finanzas, o de autorizar a otros para que lo hagan cuando surja la necesidad. Además, el diagnóstico temprano le da a la familia tiempo para modificar el medio doméstico y la rutina cotidiana de acuerdo con las necesidades en evolución de la persona. Encontrará mayor información acerca de los pasos de preparación que usted o su familiar pueden tomar en la página 161 de este libro.

El legado del Alzheimer

La enfermedad de Alzheimer no hace distinción entre los que son famosos y los que no lo son, el artista consagrado o el ciudadano común. Winston Churchill (primer ministro), Rita Hayworth (actriz), Ralph Waldo Emerson (poeta), Sugar Ray Robinson (campeón mundial de boxeo) y Aaron Copland (compositor) lograron, todos, gran éxito en sus respectivas áreas. No obstante, dicho éxito no pudo proteger a estas celebridades de los efectos debilitantes del Alzheimer. Millones de personas en la actualidad, incluyendo al expresidente Ronald Reagan, viven con esta enfermedad.

Parte 3

Tratamiento de la enfermedad de Alzheimer

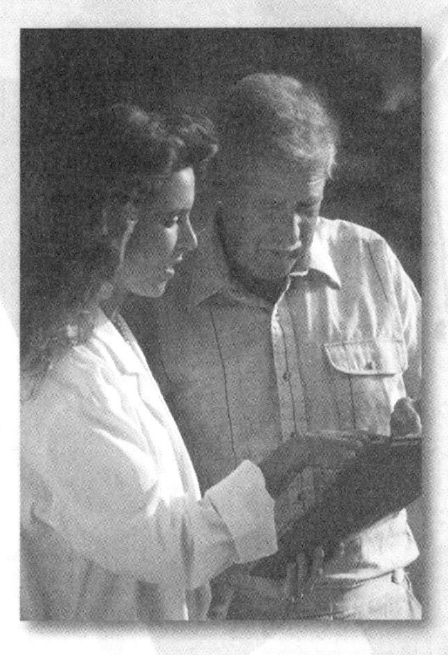

Capítulo 6

Tratamiento de los síntomas de la enfermedad de Alzheimer

Aunque los investigadores trabajan para desarrollar terapias que puedan detener o retardar el avance de la enfermedad de Alzheimer, e incluso prevenirla, aún no existe tal terapia. El tratamiento actual se concentra en el manejo de los síntomas cognitivos y de conducta de la enfermedad, mejorando de esta manera la calidad de vida de la gente con Alzheimer. Esto significa que el tratamiento busca, por ejemplo, mejorar la memoria, calmar la ansiedad y ayudar a las personas con demencia a permanecer alerta en las horas de vigilia o dormir bien por la noche.

Con gran frecuencia el tratamiento es una combinación de farmacoterapia y cuidado personal. La terapia con medicamentos abarca desde fármacos desarrollados de manera específica para tratar los síntomas cognitivos del Alzheimer hasta fármacos que se emplean ampliamente en el campo de la salud mental, como antidepresivos y antipsicóticos. El cuidado personal se maneja de muchas formas y en una variedad de situaciones.

El trabajo por lograr las metas del tratamiento

Vivir con una enfermedad como el Alzheimer puede ser un reto que ponga a prueba el valor, fortaleza, paciencia, flexibilidad, creatividad y habilidades de adaptación de todos los implicados. Se requiere confianza y honestidad al enfrentar problemas personales complejos. A medida que avanza la enfermedad, los tipos y combinaciones de los tratamientos cambiarán. Lo que funcionó en la etapa del Alzheimer leve puede ya no ser apropiado para las etapas moderada o severa.

Al reconocer que la enfermedad de Alzheimer representa un reto difícil, también es necesario tener presente que no se tiene que enfrentar dicho reto solo. Los expertos y profesionales del cuidado de la salud entienden cada vez más y ponen mayor énfasis en la necesidad de un esfuerzo de equipo —un equipo que incluye a cuidadores, médicos, enfermeras, trabajadores sociales, clínicos, amigos, familiares y, lo más importante, a la persona con Alzheimer. Uno de los beneficios de incrementar la atención nacional hacia esta enfermedad es el número creciente de recursos disponibles para la gente que la padece y sus cuidadores. Lo que usted necesita es averiguar cómo aprovechar dichos recursos.

Si usted padece Alzheimer o conoce a alguien que haya recibido un diagnóstico similar, he aquí tres puntos que debe recordar:

Conozca sus recursos

Para poder usar los recursos disponibles, tiene que saber dónde encontrarlos. La Asociación de Alzheimer es una fuente clave de información y es posible que lo refieran a los recursos específicos en su comunidad. Con sedes locales, esta organización puede ayudarle a encontrar especialistas médicos y planeadores financieros, grupos de apoyo, servicios a domicilio como *Meals-On-Wheels* (Comidas Sobre Ruedas), cuidadores de relevo e instalaciones de alojamiento con asistencia o asilos. Al final de este libro, encontrará una lista de organizaciones, incluida la Asociación de Alzheimer, para gente con la enfermedad, sus familias y cuidadores.

Pida ayuda

Mucha gente que enfrenta el Alzheimer, ya sea el enfermo o su cuidador, encuentran difícil pedir ayuda. Con frecuencia sienten que, por ser adultos, deberían ser capaces de manejar las presiones y el estrés de su situación. Esta actitud muchas veces empeora los problemas.

Para la persona con Alzheimer en etapa temprana puede resultar atemorizante admitir que padece la enfermedad, lo cual desde luego puede impedirle solicitar ayuda; pero en un momento en que se está aceptando el Alzheimer, es importante permanecer en contacto con familiares y amigos. Cuando usted dude, ellos le podrán ayudar.

Si usted es el cuidador, agotarse hasta el punto de estar exhausto no beneficia a nadie. Para cuidar a los demás, también necesita cuidar de usted mismo, tanto en el aspecto físico como en el emocional. Esto puede lograrse solicitando la ayuda de familiares y amigos, obteniendo los consejos de expertos y atendiendo a conciencia los problemas que se presenten.

No se rinda

Aunque la enfermedad de Alzheimer traerá cambios dramáticos a su vida, recuerde que seguirá habiendo buenos y malos momentos e incluso, muy probablemente, momentos llenos de humor. Así pues, cuando sea posible, aléjese de las exigencias inmediatas de la vida y concentre su mente en algo más. Disfrute una taza matutina de café o vea una de sus películas preferidas. Aunque puede ser un cliché muy gastado, sigue siendo un buen consejo: en ocasiones, es esencial darse un momento de respiro.

Estos tres pasos fundamentales pueden ayudarle a participar de manera activa con el médico y el equipo de cuidado de la salud para lograr sus objetivos de tratamiento. El acceso a un arsenal completo de terapias puede poner los aspectos manejables de la enfermedad, por lo menos durante un tiempo, bajo control. Y la aplicación de lo que ha aprendido sobre el Alzheimer, esperamos, le ayudará a usted o al ser querido a enfrentar los retos de la enfermedad con dignidad y de buena manera.

Tratamiento de los síntomas cognitivos

Como se estudió anteriormente, uno de los neurotransmisores principales afectados por la enfermedad de Alzheimer es la acetilcolina. Los científicos saben que los niveles de acetilcolina caen de manera dramática en la gente con este padecimiento, caída que es, por lo menos en parte, causada por una enzima conocida como acetilcolinesterasa. De esta manera, los científicos se han concentrado en desarrollar medicamentos para evitar o inhibir la acción de la acetilcolinesterasa sobre la acetilcolina. Todos los fármacos aprobados en la actualidad por la Administración de Alimentos y Fármacos de EUA (FDA por sus siglas en inglés) para tratar los problemas cognitivos causados por el Alzheimer funcionan de esta manera. En consecuencia, los medicamentos como grupo se llaman inhibidores de la colinesterasa.

En la actualidad, los inhibidores de la colinesterasa se usan sólo en las etapas leve a moderada del Alzheimer —por lo general tres a seis años después del diagnóstico. Durante este tiempo, dichos inhibidores desempeñan un papel valioso en el manejo de la enfermedad. No sólo estabilizan la función cognitiva sino también parecen tener un papel positivo en el comportamiento.

Algunos científicos piensan que es posible que los inhibidores de la colinesterasa ejerzan un efecto positivo sobre las neuronas. Por tanto, estos científicos se preguntan si tomar tal fármaco en la etapa más temprana del Alzheimer también puede ser útil. Más allá de la etapa moderada, los medicamentos parecen no tener efecto y la degradación cognitiva se reinicia. Se desconocen los efectos a largo plazo de estos fármacos, pero se están realizando estudios para observarlos.

La acetilcolina: un mensajero pensativo

La acetilcolina es uno de los mensajeros químicos principales dentro de su organismo, y se encuentra en ambos sistemas nerviosos, central y periférico. Controla las contracciones musculares y la secreción hormonal, y desempeña también un papel clave, aun cuando no se ha comprendido del todo, en el pensamiento y la memoria.

En la década de 1970, los neurocientíficos se dieron cuenta de la caída dramática en el nivel de acetilcolina de las personas con Alzheimer. Desde entonces, gran parte de la investigación se ha concentrado en este neurotransmisor. Los científicos han aprendido que la deficiencia de acetilcolina se relaciona de manera directa con la gravedad de la demencia. Esta evidencia ha inspirado terapias diseñadas para alterar los niveles de acetilcolina en el cerebro, con la esperanza de que esta acción mejoraría los síntomas del Alzheimer.

Aunque los científicos aún no están seguros del papel exacto que tiene la acetilcolina en el pensamiento y la memoria, la mayoría concuerda en que está implicada en la denominada atención selectiva. Este término se refiere a la manera en que el cerebro filtra la información de llegada y procesa algunos mensajes mientras ignora otros. Algunos investigadores especulan que una escasez de acetilcolina puede tener un impacto tremendo en el estado de alerta consciente lo mismo que en la formación y recuperación de los recuerdos.

Tipos de inhibidores de la colinesterasa

Los inhibidores de la colinesterasa disponibles en la actualidad son donepezil, rivastigmina y galantamina. Aunque estos medicamentos por lo general son bien tolerados, los problemas gastrointestinales son efectos secundarios comunes. Estos incluyen náusea, diarrea, dolor de estómago, pérdida del apetito y vómito.

Donepezil. Aprobado por la FDA en 1996, es el inhibidor de la colinesterasa que se prescribe con mayor frecuencia. Se presenta en forma de tabletas y se toma por vía oral una vez al día. El médico puede prescribir una dosis inicial de 5 miligramos (mg) y luego aumentarla a 10 mg si el paciente tolera bien el medicamento. En las pruebas clínicas, la gente con Alzheimer que tomó donepezil tuvo mejores resultados en las evaluaciones de memoria y razonamiento que aquella que recibió una sustancia inactiva (placebo). Uno de los beneficios del donepezil es que sus efectos secundarios por lo general son leves.

Rivastigmina. La acción de este fármaco es similar a la del donepezil. No obstante, la rivastigmina se toma dos veces al día y se presenta en forma de cápsula o líquido. Las dosis pueden ir desde 6 mg a 12 mg al día. Se ha demostrado que dosis mayores de este medicamento son más efectivas que las bajas, pero también pueden provocar efectos secundarios más severos. Si el médico prescribe este fármaco, es probable que la persona comience con una dosis baja —para minimizar las molestias— pero se puede incrementar poco a poco con el tiempo. Tomar el medicamento junto con la comida también suele ayudar.

Galantamina. Éste es el inhibidor de la colinesterasa más reciente en el mercado. Mejora la cognición y la conducta. Aún no se han observado sus efectos a largo plazo, pero fue bien tolerado durante las pruebas clínicas. La galantamina viene en forma de tableta, y la dosis se aumenta de manera paulatina, en general hasta no más de 12 mg dos veces al día. Sus efectos secundarios casi siempre son leves, similares a los del donepezil.

La gente que está tomando un inhibidor de la colinesterasa con frecuencia se pregunta si el medicamento sirve de algo. Puede ser tentador dejar de tomar el fármaco si no se observa ningún beneficio evidente. Pero recuerde que estos fármacos están diseñados para mantener las funciones cognitivas, y la gente que deja de tomarlos de manera abrupta con frecuencia sufre una caída dramática en dichas funciones.

Además de los medicamentos, el uso de apoyos para la memoria también puede ayudar a la persona a complementar las pérdidas cognitivas y mantener un grado de independencia y dignidad. Anote la información acerca de citas y eventos sociales y manténgala en sitios visibles, junto con relojes y calendarios. Haga una lista de las actividades del día, incluyendo instrucciones específicas para tareas, tales como vestirse y preparar la comida. Escriba una lista de los números telefónicos importantes. Marque los cajones con sus respectivos contenidos y las entradas a los diferentes cuartos con sus funciones: por ejemplo, "baño" y "recámara".

Es posible que, a medida que la enfermedad avance, sea más importante que el cuidador ofrezca seguridad en lugar de orientar a la persona acerca del tiempo o lugar actuales o sobre la versión real de los acontecimientos. Si la persona se preocupa, digamos, por un ser querido que ya falleció, resulta más consolador asegurarle al paciente que todo está bien que tratar de insistir en reconocer la realidad.

Tratamiento de los síntomas de conducta

A medida que avanza la enfermedad de Alzheimer, las alteraciones en el ánimo y el comportamiento se hacen más comunes. Esto puede resultar en parte del daño a los neurotransmisores y las deficiencias en la comunicación celular. También puede ser la consecuencia de lesiones en el sistema límbico —la parte del cerebro relacionada con las emociones. No obstante, muchas conductas anormales se derivan de la incapacidad progresiva para recordar las cosas, razonar con los otros y resolver problemas. Las conductas difíciles que con frecuencia se asocian con el Alzheimer incluyen:

- Agresión
- Agitación
- Delirios
- Alucinaciones
- Rechazar la ayuda
- Suspicacia o paranoia
- Trastornos del sueño
- Caminar errante

Estos comportamientos se analizan en la Guía Rápida.

Es posible que estas conductas sean la única manera en la cual una persona con Alzheimer pueda expresar su incomodidad, estrés y frustración. Es importante recordar que la gente con Alzheimer pierde poco a poco sus capacidades de lenguaje. Incluso si este último permanece intacto, es posible que la persona tenga dificultad para formar y expresar sus pensamientos de la manera correcta. Los comportamientos pueden ser medios para comunicar sentimientos y necesidades.

Si no se analiza con detenimiento, es fácil etiquetar un comportamiento difícil, o incluso a la persona con Alzheimer, como malos o problemáticos. Pero es importante resistirse a etiquetar debido a dos razones principales. Por un lado, las conductas problemáticas rara vez se presentan a propósito o con fines de manipulación. Se derivan del proceso de la enfermedad. Por el otro, estas etiquetas crean la expectativa de buen comportamiento —una expectativa que la persona con Alzheimer no podrá cumplir. Esto puede fomentar un sentido de futilidad o resignación en la persona bajo su cuidado.

Causas secundarias

Muchas veces los problemas de conducta no se dan por deficiencias cognitivas, sino por otros asuntos. Factores de salud, psicológicos, ambientales y sociales pueden afectar al enfermo de Alzheimer. Los problemas que se derivan de estos factores se llaman discapacidad en exceso. Esto significa que dichos problemas se presentan además de los signos y síntomas causados directamente por el Alzheimer. Si estos problemas adicionales se identifican, el cuidador puede concentrarse en eliminar, modificar o evitar los factores agravantes. Por tanto, cuando se trata de problemas de conducta, es útil pensar en otros factores que pueden contribuir.

Problemas de salud. Una alteración física subyacente puede generar quejas de cualquiera. La persona con Alzheimer no es la excepción, pero dado que es posible que dicha persona tenga problemas para comunicar lo que está mal, es probable que exhiba problemas de conducta. El comportamiento difícil puede resultar del dolor, el hambre, la fatiga, los efectos secundarios del medicamento, la deshidratación, el estreñimiento o por enfermedades físicas como una infección o un trastorno respiratorio. Las deficiencias del oído o la visión pueden aislar todavía más al paciente y ser una fuente constante de alucinaciones o delirios. Diferenciar entre los síntomas causados por el Alzheimer y los producidos por una fuente diferente puede ser un reto.

Los indicadores posibles de que hay una causa secundaria incluyen una conducta difícil que resulta nueva, una disminución repentina en el funcionamiento o un empeoramiento de la confusión. Si se presenta cualquiera de estas situaciones, quizá necesite consultar al médico. El tratamiento de un problema secundario con frecuencia mejora el comportamiento y la cognición, aunque es posible que la mejora sea temporal.

Aspectos psicológicos. La ansiedad y la depresión son comunes en las personas con Alzheimer. La ansiedad con frecuencia se expresa por la demostración de preocupación excesiva ante sucesos futuros o por caminar errante, gritos o actos agresivos. Los sentimientos de ansiedad pueden ser producto de un gran número de factores, incluyendo enfermedad, abuso, pérdida de un ser querido o degradación cognitiva. Los sentimientos de

El método ABC

Atacar a los problemas antes de que ocurran puede ser una forma efectiva para que el cuidador maneje un comportamiento. Esto se llama a veces el método ABC, donde A significa antecedente, B comportamiento y C consecuencias. La mayoría de los comportamientos tienen un antecedente, y las conductas por lo general llevan a las consecuencias.

Como cuidador, puede estar tentado a concentrarse sobre todo en las consecuencias del comportamiento porque éstas con frecuencia exigen atención inmediata. Pero un poco de consideración anticipada puede llegar lejos. Al ocuparse primero de los antecedentes, puede ser capaz de evitar ambos, el comportamiento y las consecuencias. Por ejemplo, ver un auto en su entrada puede hacer que una persona con Alzheimer tenga arranques de furia porque esto puede recordarle que ya no puede manejar. Los intentos por tranquilizar al paciente pueden requerir de una cantidad tremenda de tiempo y energía. Si utiliza el método ABC, puede decidir mantener el auto estacionado fuera de vista. Esto resuelve el antecedente del arranque y elimina la frustración innecesaria y el gasto de energía.

No todos los comportamientos tienen antecedentes todo el tiempo; pero independientemente de que los tengan o no, adaptarse es una parte importante para el cuidador. En algunos casos, como el caminar errante, es posible que desee simplemente no hacer caso del comportamiento. Si una conducta es relativamente benigna y se puede realizar en un lugar seguro, como pasear en un patio cerrado o una habitación abierta, puede ofrecer una salida apropiada para sentimientos que de otra manera se expresarían de una forma más amenazadora. Trate de ser creativo. Vea lo que funciona y lo que no, y sea paciente consigo mismo. Si un método no tiene éxito un día, tenga presente que está haciendo su mejor esfuerzo. Sólo pruebe algo nuevo la próxima vez.

depresión pueden traducirse en llanto, pensamientos de inutilidad y la preocupación de ser una carga. La depresión también puede presentarse como un empeoramiento en las capacidades de pensamiento y razonamiento, y dar como resultado aislamiento social, pérdida de peso, comportamiento destructivo y capacidades funcionales disminuidas.

Por fortuna, ambas, ansiedad y depresión, son tratables (vea la página 37). Obtener un diagnóstico médico puede llevar a expectativas más realistas para el cuidador y a un mejor conocimiento de cómo comunicarse y cuidar a la persona con Alzheimer.

Los grupos de apoyo y la terapia profesional pueden ayudar a las personas en las etapas tempranas del Alzheimer que están deprimidas pero todavía se comunican bien. El ejercicio físico y las actividades planeadas también pueden ayudar a aliviar los síntomas de ansiedad o depresión al dar un sentido de propósito, valor personal y logro.

También es importante que la persona con Alzheimer evite la cafeína y el alcohol, ya que estos pueden ser estimulantes. Si los síntomas de ansiedad y depresión son graves, el tratamiento puede incluir medicamentos antiansiedad (ansiolíticos) o antidepresivos.

Factores ambientales. La hipo o la hiperestimulación que trae el medio que nos rodea pueden tener un impacto importante sobre la conducta. Si no tiene nada que hacer, la persona con Alzheimer puede aburrirse o sentirse inquieta y recurrir al caminar errante o a los gritos para liberar estos sentimientos. Por otra parte, los estímulos múltiples o innecesarios pueden confundir o agobiar a la persona. Los programas de televisión pueden interpretarse de manera equivocada o tomarse como la realidad, produciendo miedo o reacciones de enojo. Las voces sin cuerpo que provienen de la radio, los sistemas de localización o gente que está fuera de vista también pueden contribuir a la confusión, paranoia y agitación, e incluso producir alucinaciones o delirios. La creación de un medio seguro, sereno y predecible proporciona un sentido de familiaridad y comodidad a la persona con Alzheimer y reduce el comportamiento destructivo.

Factores sociales. Aunque una persona con Alzheimer sufre la pérdida progresiva de la capacidad para comunicarse con los demás, retendrá las necesidades humanas básicas de sentir que pertenece, es amado y útil. El aislamiento social puede llevar a la depresión y la ansiedad, lo mismo que a un sinnúmero de comportamientos indeseables, incluyendo agitación, delirios, agresividad y caminar errante.

Una forma de evitar este tipo de problemas y mejorar la calidad de vida es asegurarse de que la persona con Alzheimer sigue participando en sus actividades y tareas diarias. Al mismo tiempo, es importante que la persona esté implicada en un nivel en que se sienta confiada de que tendrá éxito. Las cosas que puede hacer un paciente con Alzheimer pueden variar de un día para otro. En ocasiones las tareas cotidianas, como vestirse, pueden parecer agobiantes. Trate de dividir la tarea en pasos, limite las opciones y dé tiempo adicional para que la persona termine de realizarla. Acelerar el proceso o presionar a la persona para que recuerde utilizando el razonamiento, la discusión o la acusación puede únicamente causar pánico. Encontrará más detalles sobre cómo ayudar a un ser querido en las tareas diarias en la Guía Rápida.

Un estudio realizado en 1999, patrocinado por el *National Institute of Nursing Research,* reveló que ayudar a la gente con Alzheimer a lograr lo más posible por sí sola reforzaba sus capacidades existentes y ayudaba a mantener su independencia. Aunque el tiempo necesario para terminar de vestirse por sí solos casi se duplicó, los comportamientos negativos disminuyeron y aumentaron las solicitudes adecuadas de ayuda.

Planear más actividades de tipo recreativo también ayuda a aliviar los síntomas de conducta. Los pasatiempos agradables pueden incluir canto, pintura, juegos de mesa, caminatas o lecturas. La actividad no es tan importante como el nivel de logro y la interacción social que puede derivarse de ella. Después de todo, sostener un periódico en el ángulo correcto no es tan vital como la felicidad que obtiene la persona al realmente tratar de leerlo.

Farmacoterapia para los síntomas de conducta

En ocasiones, el cuidado y las interacciones personales no son suficientes para aliviar los comportamientos difíciles o los síntomas de ansiedad o depresión. En estos casos, el médico puede prescribir ciertos fármacos que ayuden a mejorar los síntomas de conducta. Aunque los medicamentos, como los que se describen enseguida, pueden ser benéficos hasta cierto punto, con frecuencia se usan como segunda línea de defensa en el Alzheimer. Esto se debe a que dichos fármacos pueden intensificar las pérdidas cognitivas, y sus efectos secundarios por lo general son más pronunciados en los adultos mayores.

Antipsicóticos. Los medicamentos llamados antipsicóticos o neurolépticos pueden usarse para tratar la agresión, delirios y alucinaciones. Los antipsicóticos se dividen en dos grupos principales: convencionales y atípicos. Ambos grupos funcionan bloqueando ciertos receptores de neurotransmisores, en particular la dopamina, con la esperanza de regular las emociones. Los atípicos también actúan sobre la serotonina, lo cual puede explicar por qué estos medicamentos por lo general tienen menos efectos secundarios que los antipsicóticos convencionales. Los efectos secundarios incluyen espasmos musculares, rigidez, temblor y alteración de la marcha. Los antipsicóticos también bloquean a los receptores de la acetilcolina, los cuales ya son de por sí escasos en una persona con Alzheimer. Esta acción tiende a acelerar la degradación cognitiva. Los fármacos de prescripción más frecuente incluyen:

- Olanzapina: antipsicótico atípico que se usa para tratar los delirios y alucinaciones con agitación, ansiedad e insomnio asociados.
- Quetiapina: antipsicótico atípico utilizado para tratar síntomas psicóticos, agitación e insomnio. Es menos potente que la olanzapina pero con menos efectos secundarios.
- Haloperidol: antipsicótico convencional empleado para tratar delirios y alucinaciones. Por desgracia, su uso produce un alto riesgo de rigidez y temblor muscular.
- Risperidona: antipsicótico atípico que, si se usa en una dosis menor de 6 mg por día, tiene pocos efectos secundarios. Una dosis mayor puede causar efectos secundarios como rigidez y temblor.

Ansiolíticos. Los síntomas de ansiedad pueden aliviarse con agentes ansiolíticos conocidos como benzodiazepinas. Estos medicamentos trabajan de manera eficiente a corto plazo, pero sus beneficios disminuyen de manera gradual con el uso prolongado. Algunos ansiolíticos tardan algunas semanas para comenzar a funcionar, lo cual también puede limitar su uso. Los efectos secundarios incluyen somnolencia, disminución del aprendizaje y la memoria, mareos y pérdida de la coordinación, y quizá incluso mayor agitación. Los ansiolíticos recomendados incluyen:

- Lorazepam
- Oxazepam
- Buspirona
- Zolpidem

Un avance importante en la psicofarmacología es que nuevos medicamentos están reemplazando a las benzodiazepinas, como tratamiento de elección para la ansiedad. Un grupo de antidepresivos conocidos como ISRS se prescriben ahora con frecuencia para la ansiedad. Su efecto terapéutico tarda cerca de cuatro semanas en manifestarse. Los ISRS se describen en la siguiente sección.

Antidepresivos. Si una persona con Alzheimer recibe un diagnóstico de depresión mayor, con frecuencia se recomienda la farmacoterapia. Los antidepresivos tricíclicos, como la nortriptilina y desipramina, solían prescribirse con frecuencia, pero ahora se usan rara vez porque pueden inhibir la transmisión de la acetilcolina además de causar otros efectos secundarios. Un grupo de antidepresivos llamados inhibidores selectivos de la recaptura de serotonina (ISRS) desarrollados en fecha reciente ha demostrado ser efectivo en la gente con Alzheimer mientras que causa relativamente pocos efectos secundarios. Los ISRS actúan sobre todo bloqueando los receptores de serotonina en el cerebro, pero dejando los receptores de acetilcolina intactos. La ansiedad y agitación son efectos secundarios comunes de ciertos ISRS, y deben usarse con cuidado en personas que ya presentan estos síntomas. Otros efectos secundarios incluyen insomnio, temblores, náusea, diarrea, dolor de cabeza, disminución en el apetito, mareos, sudoración y resequedad en la boca. Estos efectos secundarios pueden desaparecer por sí solos; asimismo, pueden minimizarse iniciando el tratamiento con la mitad de la dosis recomendada, pero incrementándola poco a poco hasta la dosis estándar a lo largo de un periodo de una o dos semanas.

Es común que se prescriban los siguientes antidepresivos:

- Fluoxetina
- Sertralina
- Paroxetina
- Citalopram

Una buena perspectiva

La diferencia entre una enfermedad incurable y una intratable debe señalarse mientras contempla las opciones para el tratamiento de Alzheimer. Esta enfermedad todavía es incurable, pero tratable por medio del uso de medicamentos y cuidado personal. Incluso a medida que empeoran los síntomas del Alzheimer, las terapias para mejorar la cognición y atenuar los comportamientos difíciles mejoran en gran medida la calidad de vida de la gente con Alzheimer, lo mismo que la de sus cuidadores. Un enfoque personalizado sigue siendo el arma más fuerte contra esta enfermedad inexorable. La intensa investigación para detener o retardar el Alzheimer es el tema del siguiente capítulo.

Capítulo 7

Nuevos rumbos en la investigación sobre Alzheimer

A medida que avanza la investigación sobre el Alzheimer, algunos científicos sienten que pueden estar alcanzando "el principio del fin" en términos de encontrar los medios para combatir este mal. Así, comprender el proceso de la enfermedad es uno de los campos principales de la investigación actual. Conocer los cómos y los porqués del Alzheimer permitirá a los expertos encontrar mejores métodos de prevención, diagnóstico, tratamiento y cuidado.

Con el fin de probar nuevas ideas, los investigadores deben someter sus teorías a rigurosas pruebas clínicas. Estas últimas se usan para evaluar, en humanos, un tratamiento potencial que ya ha mostrado efectividad contra la enfermedad, ya sea en el medio de tubo de ensayo o en estudios limitados con animales. Por lo general, el tratamiento se establece y se acepta hasta que ha pasado el proceso de prueba, el cual toma varios años.

El objetivo central de las pruebas clínicas es comprobar que el tratamiento funciona, así como verificar que sea seguro. Los científicos diseñan con cuidado los procedimientos de prueba de manera que puedan aprender lo más posible al mismo tiempo que reducen el riesgo de lesiones para los participantes. Los investigadores deben tratar de determinar si los beneficios son en realidad un resultado del tratamiento, y no del azar u otros factores.

El proceso de los estudios clínicos

Las nuevas farmacoterapias se prueban en cinco etapas secuenciales. Las pruebas de cualquiera de las cinco etapas se pueden realizar en sitios diferentes. Los investigadores tienen la capacidad de detener la prueba en cualquier punto debido a efectos secundarios adversos u otras preocupaciones.

Fase preclínica. En esta etapa, las pruebas se desarrollan en animales o en laboratorios médicos. Las pruebas preclínicas ayudan a los investigadores a identificar los tratamientos que no son seguros ni efectivos. Si el tratamiento no funciona en el laboratorio, los investigadores no lo probarán en humanos.

Fase I. Esta etapa con frecuencia es el primer intento de prueba en humanos. Los investigadores intentan resolver preguntas como:

- ¿Cuál es la dosis correcta del fármaco?
- ¿Cómo reacciona el cuerpo humano al tratamiento?
- ¿Durante cuánto tiempo funciona el tratamiento?
- ¿Cuál es la mejor manera de administrarlo?
- ¿Qué cantidad del medicamento puede administrarse sin riesgos?
- ¿El tratamiento causa efectos secundarios dañinos?

Casi siempre participan entre 20 y 80 voluntarios en esta fase. Dado que puede ser la primera vez que el fármaco se probará en personas, nadie sabe cuáles serán los riesgos para los participantes. Así es que los candidatos elegidos para participar son con frecuencia personas que no recibirían beneficio alguno de las terapias existentes para sus padecimientos.

Fase II. La segunda etapa de investigación trata de determinar si el nuevo tratamiento funciona en la forma deseada. Pueden participar en ella varios centenares de personas. Algunas pruebas de esta fase pueden comparar a un grupo de personas que tome un tratamiento potencialmente nuevo con otro grupo que tome un placebo —una tableta o líquido que se ve como el nuevo tratamiento pero que carece de ingredientes activos. El grupo de participantes que toma el placebo se denomina grupo control. Los investigadores vigilan a todos los participantes del estudio para detectar efectos secundarios que puedan ocurrir con la terapia. Diversos factores acerca del tratamiento aún se desconocen en este punto y, por tanto, todavía hay riesgos.

Fase III. La investigación puede entrar en esta fase sólo si el nuevo tratamiento resulta prometedor y cumple con los estándares de seguridad de las etapas más tempranas. En la fase III, con frecuencia se administra el tratamiento experimental o el placebo al azar. Esta asignación aleatoria permite evitar que los resultados del estudio sean tendenciosos. La intención de las pruebas de fase III es proporcionar información adicional acerca de la seguridad del tratamiento potencial y demostrar si el grupo experimental o el de control presentan mejores tasas de supervivencia o menos efectos secundarios.

Estas pruebas por lo general son mucho más grandes que las previas e involucran a varios cientos o hasta miles de personas. Los estudios grandes facilitan el cálculo de lo que sucedería si el tratamiento estuviera disponible para todos los que padecen un problema. Al final de la prueba de fase III, la Administración de Alimentos y Fármacos de Estados Unidos (FDA por sus siglas en inglés) evaluará los resultados y aprobará o rechazará el tratamiento para su uso general.

Fase IV. Esta etapa da seguimiento al nuevo tratamiento después de la aprobación de la FDA. En los estudios de esta fase, los investigadores mantienen registros de los efectos secundarios informados y otros resultados que se presentan en la gente que toma el tratamiento. Por lo general, no es necesario un grupo control para esta fase porque el tratamiento ya fue aprobado. No siempre se requieren las pruebas de fase IV. En algunos casos, la FDA puede pedir a los fabricantes del medicamento que lleven a cabo los estudios para asegurarse de que no hay efectos secundarios adicionales o que los efectos secundarios conocidos no son demasiado serios. A veces las compañías farmacéuticas lanzan los estudios de fase IV con la esperanza de demostrar que su medicamento es mejor que el producto de la competencia. Las compañías también utilizan las pruebas de fase IV para explorar y quizá expandir el uso del tratamiento.

Protocolos de investigación

El proceso de pruebas clínicas de etapas múltiples sigue un plan específico de acción llamado protocolo. Este último explica los objetivos del estudio, incluyendo quién puede participar, cómo se medirán los resultados y las razones por las cuales puede detenerse un estudio. Para garantizar la seguridad de las personas en el estudio, la organización que lo patrocina debe aprobar el protocolo. Además, un comité institucional de revisión (CIR) en cada sitio del estudio revisa el protocolo para asegurarse de que los participantes se tratarán de manera segura, humana y justa. El CIR también analiza asuntos como si los beneficios probables del tratamiento superan a los riesgos asociados con él.

Consentimiento informado

Antes de iniciar una prueba, todos los participantes deben firmar la forma de consentimiento. Dicha forma tiene que explicar lo que sucederá durante la prueba y cuáles son los riesgos y beneficios conocidos de participar en ella. Con la firma, los participantes aceptan participar en el

Cómo participar en una prueba clínica

Es difícil, si no imposible, que los científicos lleven a cabo sus investigaciones sin participantes voluntarios. Es aquí donde el público puede desempeñar un papel vital en la búsqueda de un mejor tratamiento y prevención de enfermedades como el Alzheimer. No obstante, la decisión de inscribirse en una prueba clínica debe considerarse con cuidado. En el caso del Alzheimer, esta decisión con frecuencia depende de toda la familia, y no de una sola persona. Para ayudar a tomar esta decisión, la Asociación de Alzheimer preparó la siguiente lista de consideraciones:

- Explore, junto con el médico, si participar es lo que más conviene a su ser querido.
- Prepárese para contestar preguntas acerca de la condición de su ser querido.
- Espere mayores evaluaciones en el sitio de estudio para determinar la elegibilidad para la prueba. Es posible que sólo una minoría de la gente interesada califique para una prueba en particular.
- Sea consciente del compromiso en tiempo y otras responsabilidades que implica participar, como los traslados al sitio de prueba, administrar el medicamento e informar a los coordinadores del estudio sobre los cambios relacionados con la salud.
- Comprenda que los estudios clínicos implican ciertos riesgos, ya que determinan la efectividad y seguridad de un fármaco. No obstante, para el momento en que un medicamento llega a las pruebas con humanos, los investigadores se muestran muy optimistas de obtener resultados positivos con pocos efectos secundarios.

estudio; no obstante, incluso después de firmar tienen derecho a abandonar la prueba en cualquier momento, sin sanción alguna.

Es posible que una persona con demencia no comprenda del todo la forma de consentimiento. En muchos casos, el cuidador puede ser la persona apropiada para firmar dicho documento, ya sea como representante del mejor interés de la persona (por poder) o de acuerdo a las indicaciones del enfermo registradas con anterioridad (directiva anticipada). Si el cuidador se siente incómodo en cualquier momento con la prueba, puede retirar a la persona del estudio.

- Sepa que no todos los participantes reciben el tratamiento bajo prueba. En casi todos los estudios, hay un grupo que recibe un placebo, o sustancia inactiva, y otro grupo que recibe el tratamiento experimental. Esto permite a los investigadores comparar ambos grupos.
- Tenga presente que los individuos que reciben el placebo son tan importantes como los que reciben el tratamiento. Las pruebas clínicas de medicamentos no se pueden realizar sin un grupo control. Si el fármaco produce resultados positivos, los participantes que recibieron el placebo pueden tener ahora la opción de recibir el medicamento experimental.
- Recuerde siempre que debe hacer preguntas. Los investigadores deben ser capaces de responderlas de manera satisfactoria. Si se siente incómodo en cualquier punto, siempre tendrá la opción de no seguir con el estudio.

Para saber más sobre las pruebas clínicas que se están realizando sobre Alzheimer, puede buscar cualquiera de las siguientes direcciones de Internet:

- Asociación de Alzheimer de EUA: pruebas clínicas *www.alz.org/research/clintrials/*
- Instituto Estadounidense del Envejecimiento: Base de Datos de Pruebas Clínicas de Alzheimer *www.alzheimers.org/trials/basicsearch.html*
- Institutos Nacionales de Salud de EUA: base de datos de todas las pruebas clínicas *www.clinicaltrials.gov*

Cómo se aprueba un tratamiento

Una vez completadas las fases I, II y III, los investigadores presentan una solicitud a la FDA para poner el tratamiento experimental a disposición del público. La FDA organiza un panel de expertos para que revisen los datos de la investigación y hagan una recomendación. El panel puede:

- Recomendar que el tratamiento experimental se apruebe para su comercialización en la forma que se presentó.
- Pedir al patrocinador que haga cambios específicos antes de comercializar el tratamiento.
- Rechazar el tratamiento debido a problemas importantes.

La FDA no está obligada a hacer lo que el panel sugiera, pero la agencia por lo general sigue las recomendaciones del panel.

Investigación de estrategias de tratamiento

Muchos investigadores buscan no sólo retrasar el progreso de la enfermedad de Alzheimer, sino prevenir su inicio. En la actualidad, se investigan varias estrategias para el tratamiento o la prevención. La mayoría de ellas se desarrollan sobre las ideas antes expuestas acerca de los sucesos que algunos científicos creen se producen durante el proceso de la enfermedad. Hasta ahora, ciertos estudios han tenido resultados positivos, otros han sido negativos.

Agentes antiinflamatorios

En un intento por reducir la inflamación que se presenta en el cerebro de la gente con Alzheimer —y, se espera, evitar una mayor degeneración de las neuronas— los investigadores están analizando diversos agentes antiinflamatorios que podrían lograr tal objetivo. Estos incluyen:

Prednisona. Pertenece a una familia de medicamentos antiinflamatorios llamados corticoesteroides. Un estudio reciente con 138 personas con Alzheimer intentó determinar si las dosis bajas de prednisona podían retardar la velocidad de la degradación cognitiva. Por desgracia, los resultados fueron negativos. Más aún, el grupo en tratamiento presentó mayor deterioro en el comportamiento que el grupo que recibió el placebo. Es posible que dosis más altas del medicamento tengan más éxito, pero es dudoso que los adultos mayores toleren tratamientos prolongados, en especial considerando los efectos secundarios en la conducta.

Antiinflamatorios no esteroideos (AINE). En un estudio del Instituto Estadounidense sobre el Envejecimiento llevado a cabo entre 1955 y 1994, los investigadores identificaron una relación entre el uso de AINE y una disminución en el riesgo de desarrollar Alzheimer. La gente en el estudio que tomaba AINE con regularidad, incluyendo ibuprofeno, naproxeno sódico e indometacina, tenía riesgo menor de desarrollar Alzheimer que la que tomaba acetaminofén o la que no tomaba ningún analgésico. Otros estudios epidemiológicos también han demostrado que los AINE pueden desempeñar un papel para retardar el proceso de la enfermedad. No obstante, las pruebas clínicas que buscaban probar el uso de tales fármacos contra el Alzheimer han tenido una alta tasa de deserción. Ello sugiere que los efectos secundarios asociados con el uso a largo plazo de los AINE pueden ser inaceptables para muchos adultos mayores. Los efectos secundarios típicos incluyen irritación estomacal, úlceras y posibles problemas renales.

Los datos de estudios recientes sugieren que algunos AINE incluso pueden disminuir los niveles de beta-amiloide en el cerebro y retrasar el desarrollo de las placas de esta sustancia y la muerte celular. Es posible que estudios posteriores muestren que el papel principal que poseen los AINE es disminuir la producción de amiloide en lugar de reducir la inflamación.

Un inhibidor COX-2 es un tipo de AINE diseñado para aliviar el dolor con menos efectos secundarios que los AINE tradicionales. El informe sobre la primera prueba utilizando los inhibidores COX-2 celecoxib y rofecoxib proporcionó resultados negativos. En otro estudio aún en desarrollo, se está administrando rofecoxib a un grupo de personas con deficiencias cognitivas leves (DCL) para ver si puede retrasar el establecimiento del Alzheimer. Un tercer estudio en desarrollo, compara los efectos preventivos potenciales de un AINE tradicional, un inhibidor COX-2 y un placebo entre personas mayores sanas.

Estrógenos

Varias investigaciones epidemiológicas, incluyendo un informe de 1997 basado en datos del Estudio Longitudinal de Baltimore sobre Envejecimiento, indican que el uso de terapia con estrógeno parece reducir el riesgo de desarrollar Alzheimer entre 40 y 50 por ciento. No obstante, los resultados del estudio más grande y prolongado hasta la fecha sobre estrógenos y Alzheimer, publicado en el año 2000, no mostraron diferencias entre las mujeres que recibieron terapia de reemplazo de estrógeno (TRE) y las que no la recibieron durante un periodo de un año. Una prueba más pequeña que duró 16 semanas tampoco mostró beneficio alguno al administrar estrógeno para prevenir el Alzheimer.

Dado que no hay un consenso acerca de que el estrógeno pueda disminuir el riesgo del Alzheimer o retrasar su inicio, la investigación continúa con varias pruebas clínicas. Algunos estudios sugieren que puede reducir el estrés oxidativo o la inflamación o que posiblemente ayuda a evitar la formación de beta-amiloide. Aunque puede resultar que el estrógeno no sea útil para tratar el Alzheimer, es posible que esta hormona tenga características protectoras y un mayor éxito si se emplea como medio para prevenir la enfermedad. Pero, por el momento, puede no ser recomendable tomar estrógeno con el solo fin de retrasar el inicio del Alzheimer.

Antioxidantes

Con base en la teoría de que el estrés oxidativo contribuye al desarrollo de la enfermedad de Alzheimer (vea la página 49), un sinnúmero de estudios se han concentrado en la posibilidad de usar los antioxidantes como una forma de tratamiento para el Alzheimer. La vitamina E, la selegilina y el gingko son tres antioxidantes populares.

Vitamina E y selegilina. Quizá el antioxidante más conocido que usa el cuerpo de manera normal es la vitamina E, también llamada alfa-tocoferol. La vitamina E por lo general se obtiene de la dieta —de fuentes alimenticias como aceites vegetales, margarina untable, huevos, pescado, vegetales de hojas verdes, productos de grano entero y frijoles secos. La investigación ha asociado el consumo de vitamina E con un menor riesgo de enfermedad de Alzheimer o deficiencia cognitiva. La selegilina es un compuesto antioxidante que se emplea para tratar el mal de Parkinson.

La única prueba clínica grande hasta la fecha, relacionada con estos antioxidantes, publicó sus resultados en el número del 24 de abril de 1997 del *New England Journal of Medicine*. Informaba que la gente con Alzheimer moderado que recibía selegilina o altas dosis de vitamina E, o una combinación de ambas, presentaba un retardo de siete meses en el avance de la enfermedad. De manera específica, una dosis de uno o ambos antioxidantes retrasaba la pérdida de la capacidad de realizar las actividades cotidianas, la necesidad de ingresar en una casa de asistencia y el progreso de la demencia severa. No obstante, la cognición en sí misma no mejoraba, lo cual sugería que es posible que dichos antioxidantes no funcionen como tratamiento para mejorar los síntomas en esta etapa de la enfermedad.

Otras pruebas clínicas más pequeñas acerca de la selegilina tampoco mostraron mejoría cognitiva. La vitamina E se está estudiando con más profundidad esta vez con un grupo de personas con deficiencias cognitivas leves (DCL). La prueba está diseñada para averiguar si la vitamina E puede prevenir o retardar el avance de DCL hasta Alzheimer. (Como se señaló anteriormente, la gente con DCL tiene un riesgo alto de desarrollar Alzheimer en los cuatro años posteriores al diagnóstico.)

Aunque la vitamina E no requiere de prescripción, lo mejor es tomarla con prescripción médica para vigilar los posibles efectos secundarios como sangrado y problemas gastrointestinales.

Gingko. Derivado de las hojas de un árbol asiático, se cree que este extracto posee propiedades antioxidantes. En Alemania se utiliza para el tratamiento de la demencia y se toma en muchos otros países como suplemento para la dieta. Un estudio de 1997 publicado en el *Journal of the American Medical Association* informaba de una mejoría modesta en las personas con Alzheimer que recibieron un extracto particular de gingko. No obstante, menos de 50 por ciento de los participantes completaron la prueba, así es que los supuestos beneficios han sido difíciles de interpretar.

Otros estudios sobre el gingko se realizan para saber si es eficaz en el tratamiento y como medio de prevención. Una prueba multicéntrica está comparando los efectos del gingko y los del placebo en un periodo de seis meses. Otro estudio implica la vigilancia de un grupo de cerca de 3,000 adultos mayores durante cinco años para ver si una dosis diaria de gingko reduce la incidencia de demencia.

Agentes neurotrópicos

Son grupos de aminoácidos (polipéptidos) que ayudan en el desarrollo y supervivencia de las neuronas. Algunos científicos piensan que la introducción de estos agentes en el cerebro de alguien con enfermedad de Alzheimer puede ayudar a las neuronas dañadas. Al respecto, se están investigando las siguientes terapias:

Factor de crecimiento de los nervios (FCN). Es una proteína que mejora la actividad de las neuronas asociadas con la acetilcolina en los animales más viejos. Es posible que el FCN haga lo mismo en personas con enfermedad de Alzheimer, pero se han dado problemas para llevar el FCN al cerebro, pues se inactiva cuando se toma por vía oral. También es difícil que el FCN atraviese la barrera protectora que rodea al cerebro (barrera hematoencefálica), y por tanto no puede introducirse por vía intravenosa. Para superar estos problemas, se está realizando un estudio de fase I utilizando un método llamado terapia genética, en el cual se toman células especializadas (fibroblastos) de la piel del participante, y se modifican genéticamente para producir FCN. Después, estas células se transplantan al núcleo basal de Meynert, un área del cerebro rica en acetilcolina.

Leteprinim potásico. Algunos científicos han desarrollado moléculas neurotróficas diminutas capaces de cruzar la barrera hematoencefálica. Uno de estos agentes es el leteprinim potásico, también conocido como AIT-082, que puede administrarse por vía oral. En los estudios preclínicos, el AIT-082 mejoró la memoria en ratones viejos y jóvenes. Algunos adultos mayores sanos se ofrecieron en fecha reciente como voluntarios para un estudio de fase I del agente neurotrófico. Los participantes en el grupo de tratamiento, a los que se administraron dosis crecientes de AIT-082, tuvieron un mejor desempeño en algunas pruebas de memoria y concentración que los del grupo de control que recibieron un placebo. En esta primera prueba, el fármaco fue bien tolerado y no se observaron efectos secundarios importantes. En la actualidad se están desarrollando otras pruebas de fase I y II en un intento por establecer los efectos del AIT-082.

Tratamiento antiamiloide

Como resultado de los avances recientes en nuestra comprensión del beta-amiloide y su acumulación potencialmente tóxica en el cerebro, muchos científicos están buscando maneras de eliminar los agregados de amiloide o evitar que estos se formen. Un desarrollo prominente es la idea de inmunizarse contra el beta-amiloide. Otra idea es inhibir las proteasas que cortan a la proteína precursora de dicho amiloide (vea página 44).

Vacuna AN-1792. En un estudio publicado en 1999, los investigadores anunciaron que habían probado una vacuna, conocida como AN-1792, en grupos de ratones genéticamente programados (transgénicos) para desarrollar placas amiloides en sus cerebros. Dos descubrimientos clave surgieron de su investigación. Primero, los científicos encontraron fuerte evidencia indicando que la vacuna evitaba la formación de placas en los ratones transgénicos cuando se inyectaban a una edad temprana. Segundo, parecía haber una reducción en el número de placas de los ratones viejos inyectados con la vacuna. Los científicos lanzaron la teoría de que la AN-1792 puede desencadenar una respuesta en el sistema inmune que podría eliminar las placas del cerebro. Ello puede ocurrir cuando los anticuerpos anti-beta-amiloide, creados por el sistema inmune, se unen al beta-amiloide y evitan que se acumule o bien aceleran su eliminación.

Una mayor investigación de la vacuna con ratones transgénicos reveló una mejoría en su memoria. En diciembre de 2000, dos equipos independientes de investigación informaron que los ratones transgénicos que habían desarrollado deficiencias de memoria mejoraron después de vacunas repetidas. Los ratones participaron en pruebas en las cuales nadaban hasta localizar una plataforma sumergida. Los ratones vacunados no sólo tuvieron un mejor desempeño en estas pruebas que los ratones sin vacunar, sino que algunos tuvieron el mismo o casi el mismo resultado que los ratones ordinarios que no estaban programados para desarrollar placas.

Una de las limitaciones de estos estudios con animales ha sido que los ratones transgénicos estaban programados para desarrollar placas o haces, pero ningún ratón estaba programado para formar ambas estructuras. Un grupo de investigadores cambió esta situación en fecha reciente al cruzar ambas líneas de ratones para crear una tercera línea que desarrolla tanto placas como haces. El cerebro de este tipo de ratón semeja en forma más cercana la manera en que se desarrolla el Alzheimer en el cerebro humano. Contar con un ratón que presenta estas características permitirá a los investigadores probar el efecto total de la vacuna y quizá aclarar las relaciones de placas y haces con el proceso de enfermedad que sigue el Alzheimer.

Aunque la vacuna AN-1792 para la enfermedad de Alzheimer suena prometedora, aún no se sabe si funcionará en humanos. El sistema inmune humano es muy diferente al de un ratón. Es posible que la gente desarrolle tolerancia a la vacuna o que esta última induzca inflamación, la cual no ocurría en los ratones. Por desgracia, la primera prueba a gran escala de la vacuna en humanos causó efectos secundarios serios en cerca de cinco por ciento de los participantes. Como resultado, el estudio de fase II se suspendió de manera prematura. Hasta abril de 2002 se ignoraba si se dieron beneficios entre el resto de los participantes que recibieron la vacuna.

Inhibidores de la proteasa. Ahora que se han comprendido mejor las acciones de las enzimas fraccionadoras de beta y gamma-secretasa, los científicos están trabajando para desarrollar inhibidores específicos de la proteasa que reducirán la actividad de la secretasa. La esperanza es que esto evitará la formación del beta-amiloide y, en consecuencia, de las placas amiloides.

Uso de la imagenología en la investigación del Alzheimer

Las técnicas de imagenología se han convertido en herramientas importantes para el diagnóstico del Alzheimer, ya que son capaces de limitar las causas posibles de demencia y descartar fuentes tales como infartos y tumores cerebrales. Estas técnicas de imagenología también se han vuelto cada vez más útiles en la investigación a través de su capacidad para detectar cambios en la anatomía y función cerebrales, con frecuencia antes de que se manifiesten signos y síntomas externos. A diferencia de otras maneras de estudiar el cerebro, las técnicas de imagenología pueden, proporcionar mediciones cuantitativas de la manera en que cambia el funcionamiento del cerebro con el tiempo. Esto puede dar información adicional sobre el avance de una enfermedad como el Alzheimer.

Resonancia magnética (RM)

Es una técnica que proporciona una imagen de la forma y estructura del cerebro (vea página 59). Los investigadores están usando la RM para medir el volumen de las diferentes estructuras cerebrales afectadas por el Alzheimer, en particular el hipocampo. Varios estudios han comparado la medición del volumen cerebral de gente sin deficiencias cognitivas con la de personas con dificultades leves de memoria o DCL dentro de un periodo definido. Los resultados indican que aquellos participantes que después desarrollaron Alzheimer eran aquellos que tenían la mayor pérdida de volumen cerebral durante el tiempo de los estudios. Esto sugiere que puede ser posible predecir el desarrollo de Alzheimer observando la tasa de atrofia (reducción) cerebral. Otra investigación determinó que el volumen del hipocampo es una forma precisa de predecir el desempeño en ciertas pruebas cognitivas para un paciente. Los investigadores también investigan si las RM podrían ofrecer información única acerca del avance del Alzheimer, una vez que se ha desarrollado en el cerebro.

Tomografía de emisión de positrones (TEP)

Ésta es otra técnica que puede proporcionar imágenes del cerebro. Un escaneo por TEP puede detectar cambios fisiológicos leves en el cerebro, aun cuando no haya síntomas evidentes o antes de que ocurran daños graves a las células cerebrales y pérdida de la memoria (vea el recuadro en la página 59). La TEP también proporciona imágenes visuales de la actividad en el cerebro cuando una persona lee, habla o escucha música. Tales usos de la TEP pueden ayudar a los científicos a comprender mejor el progreso de la enfermedad de Alzheimer en diferentes áreas del cerebro.

Estudios recientes han combinado el uso de las pruebas genéticas y el escaneo por TEP para examinar los cerebros de adultos en edad mediana o mayores que presentan el APOE ε4, un factor de riesgo conocido para el Alzheimer. Con el tiempo, estos estudios detectan menor función cerebral en las regiones de memoria y aprendizaje en los cerebros de los portadores de APOE ε4, en oposición a las personas que carecen de esta versión del gen APOE. Los científicos también creen que este método de observación requerirá menos candidatos y un tiempo más corto que otros métodos para probar los tratamientos preventivos potenciales.

Los científicos también están combinando los escaneos por TEP y la RM para crear imágenes tridimensionales del cerebro, lo que permitiría medir la velocidad a la cual las diversas regiones del cerebro usan, depositan o metabolizan ciertas sustancias.

Tomografía computada por emisión de fotones individuales (SPECT, por sus siglas en inglés)

Ésta es una técnica de imagenología que, al igual que la TEP, detecta emisiones radiactivas dentro del cuerpo y revela más acerca de la función del cerebro que de su estructura. La SPECT se usa para medir el flujo sanguíneo hacia las diversas regiones del cerebro en un intento por detectar a la gente con riesgo de desarrollar Alzheimer.

¿Quién apoya la investigación sobre Alzheimer?

El gobierno federal de Estados Unidos, así como la industria privada y las instituciones no lucrativas, contribuyen a la investigación sobre esta enfermedad. El Instituto Estadounidense del Envejecimiento (NIA por sus siglas en inglés) y los Institutos Nacionales de Salud de EUA (NIH por sus siglas en inglés) patrocinan y llevan a cabo investigación básica sobre el cerebro normal y los procesos anormales de enfermedad. El NIA también ha establecido diversos programas de investigación sobre Alzheimer que incluyen:

- Centros de la Enfermedad de Alzheimer (siglas en inglés: ADCs). Instalaciones para la investigación en instituciones médicas importantes en Estados Unidos.
- Estudio Cooperativo sobre la Enfermedad de Alzheimer (ADCS). Una red de 83 centros de investigación en Estados Unidos y Canadá que se concentra en los tratamientos potenciales.
- Centro Nacional de Coordinación del Alzheimer en EUA (NACC). Oficina que coordina, combina y analiza información de los 83 centros del ADCS y pone la información a la disposición de los ADCs y otros centros de investigación.
- Descubrimiento de Fármacos para el Tratamiento de la Enfermedad de Alzheimer. Instalaciones de investigación que trabajan sobre posibles farmacoterapias.
- Clínicas Satélite de Diagnóstico y Tratamiento. Instituciones de investigación afiliadas con los ADCs que se concentran en el reclutamiento y la diversidad de los voluntarios para los estudios.

En 2001, el NIA proporcionó 54 millones de dólares al ADCS para desarrollar mejores herramientas de diagnóstico y probar un sinnúmero de medicamentos diseñados para retardar el avance del Alzheimer o prevenir por completo la enfermedad.

El desarrollo de nuevos fármacos es una empresa cara y, por lo general, con un alto riesgo, que tiene lugar en su mayor parte dentro de la industria privada. De acuerdo con la Fundación de Investigación y Producción Farmacéuticas de Estados Unidos, las compañías farmacéuticas invirtieron más de 30 mil millones de dólares en la investigación y desarrollo de nuevas farmacoterapias en 2001. Los medicamentos que pueden utilizarse para el Alzheimer se consideran como una de las tres principales prioridades de la investigación de la industria farmacéutica. Las organizaciones no lucrativas, como la Asociación de Alzheimer, también financian estudios y trabajan para mantener a la gente actualizada acerca de los últimos avances.

GUÍA RÁPIDA
para cuidadores

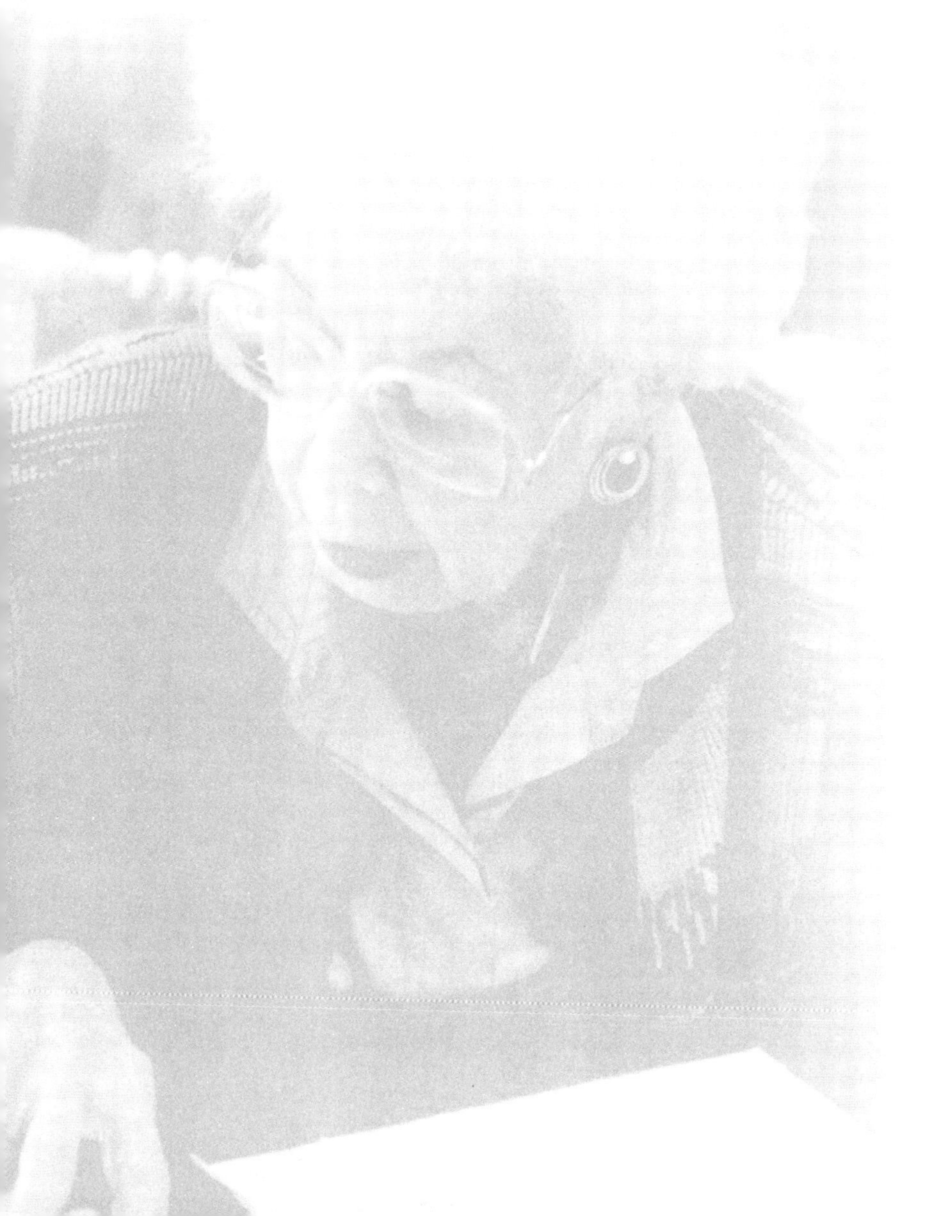

Guía rápida para cuidadores

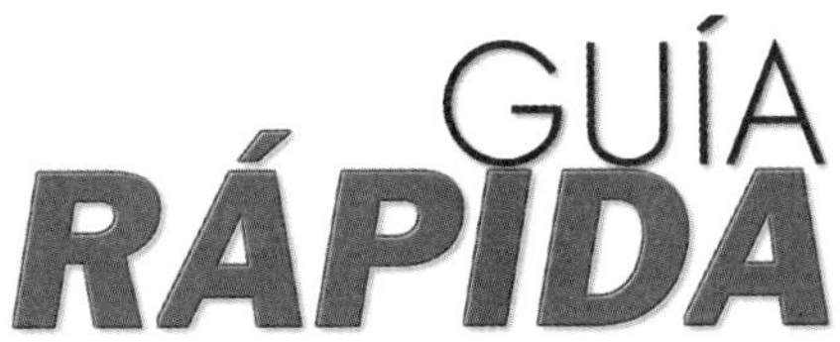

Actividades diarias

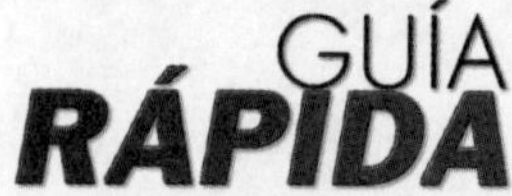

Baño y arreglo personal

A medida que avanza la enfermedad de Alzheimer, su ser querido pasará de bañarse y arreglarse por sí solo a necesitar recordatorios, luego a requerir ayuda y finalmente dependerá por completo de los demás. Desde luego, podrá contratar cuidadores que acudan a su domicilio para que le ayuden a usted y a su familiar con estas tareas. Algunas instalaciones de asistencia y los asilos puden proveer estos cuidados, pero si usted es el cuidador he aquí algunas recomendaciones que le serán de utilidad:

- Proporcione tiempo suficiente para cada tarea y evite las prisas.
- Trate de dar indicaciones simples de un paso, y explique dicho paso.
- Evalúe el nivel de ayuda que se requiere cada día. Por ejemplo, ¿puede su ser querido rasurarse solo si le da los implementos? ¿Puede hacerlo solo si usted enciende la rasuradora eléctrica y la pone en sus manos? ¿O necesita que usted lo rasure?
- Prepare los utensilios del baño y el agua antes de intentar la tarea.
- Asegúrese de que la temperatura del cuarto de baño sea cálida para estar cómodo sin ropa.
- Proporcione privacidad; si los espejos inhiben, cúbralos o quítelos.
- Hable en tono suave y tranquilo.
- Trate de mantener una rutina. Por ejemplo, asegúrese de que la persona tome el baño a la misma hora diariamente —no importa cuál sea la hora, sólo conserve un horario consistente. Si la persona usa la regadera, no cambie la rutina dándole un baño de esponja o de tina.
- Instale barandales para dar seguridad y tranquilidad.
- Proporcione una toalla para poner sobre los hombros o el regazo si la intimidad preocupa a su ser querido.
- Si su ser querido rechaza el baño, no insista e inténtelo más tarde.
- Asegúrese de que la iluminación sea la adecuada, pero puede probar atenuando la luz para crear una atmósfera relajante.

- Anime a su ser querido a oler el champú y el jabón para fomentar un sentido de disfrute.
- Ayude a su ser querido a sentir que participa con las partes simples de la tarea, como lavarse la cara y los brazos o simplemente sosteniendo un paño adicional para frotarse.
- Pruebe cantando sus canciones favoritas como distracción.
- Busque en una compañía de productos médicos una silla especial para la regadera y otros aditamentos que puedan ayudarle.
- El cónyuge puede compartir la ducha con la persona.
- Considere un baño de esponja o un baño en la cama utilizando jabón que no requiera enjuagarse si su ser amado rechaza tomar un baño de manera consistente.

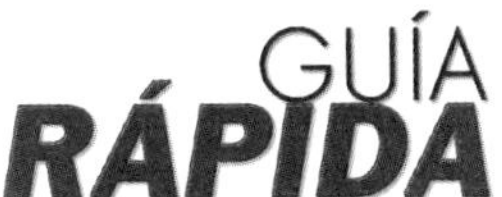

Vestido

A medida que avance el Alzheimer, su ser querido tendrá mayores dificultades para elegir la ropa apropiada para la ocasión y para ponerse cada prenda de la manera correcta. Botones, cierres, broches y hebillas pueden causar frustración considerable. A continuación damos algunas recomendaciones que facilitarán la vida a todos:

- Para evitar agobiar a su ser querido, limite la selección de prendas. Elimine la ropa sin usar o de temporada de clósets y cómodas.
- En las ocasiones especiales, elija la ropa apropiada para su ser querido.
- Cuelgue juntos los coordinados, o compre ropa que siempre combine.
- A menos que la ocasión sea formal, sea tolerante con las prendas que no combinen, estén manchadas o se hayan colocado al revés.
- Es común que las personas con Alzheimer encimen prendas de vestir. Por lo general la persona se quitará estas piezas de ropa adicionales si le da calor o se siente incómoda.

- Prefiera la comodidad a la apariencia. Busque prendas que sean durables, se puedan lavar con facilidad y tengan broches sencillos de usar o cinturas elásticas. Reemplace los broches difíciles por Velcro y añada una argolla a las cremalleras para facilitar su manejo.
- Si su ser querido quiere usar la misma ropa a diario, lávela por la noche o compre varios atuendos idénticos.
- Coloque la ropa en el orden que se pone; por ejemplo, primero la ropa interior, luego blusa o camisa, pantalones, calcetines y zapatos.
- Divida la tarea de vestirse en pasos sucesivos. Haga demostraciones si es necesario.
- Compre ropa de talla más grande de la normal para facilitar vestirse.
- Por conveniencia, evite la ropa de tintorería y las medias de nailon.
- Por comodidad utilice una camiseta en lugar de sostén si éste no se requiere. De lo contrario, una vez que abroche el sostén, haga que la persona se incline hacia delante para ajustar sus senos en las copas.
- Considere la posibilidad de que la persona sienta dolor si se resiste a mover sus brazos o piernas para vestirse.
- En caso de que su ser querido se niegue a cambiarse de ropa:
    - Proporcione ropa cómoda como conjuntos de pants, los cuales pueden usarse durante el día y mientras duerme.
    - Derrame "accidentalmente" un poco de agua sobre la ropa para fomentar el cambio por ropa seca.
    - Modifique la ropa para que sea más fácil quitarla cortando las costuras de las piernas de los pantalones y poniéndoles broches de Velcro.

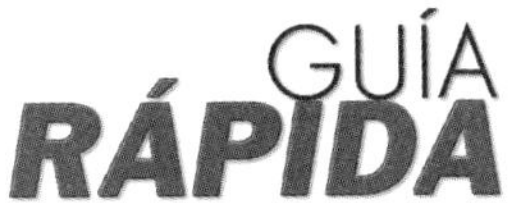

Comidas y nutrición

Aunque la nutrición puede tener poco efecto sobre la manera en que progresa la enfermedad de Alzheimer, es importante que su ser querido lleve una dieta balanceada y sana. La desnutrición y deshidratación, problemas comunes de la gente con demencia, pueden aumentar la confusión y el estrés, provocar muchos problemas físicos y reducir la capacidad de enfrentar la enfermedad en su ser querido.

Hay problemas específicos asociados con el Alzheimer que pueden inhibir la alimentación. En las etapas tempranas de la EA, una persona, en especial si vive sola, puede olvidar comer o cómo preparar sus alimentos. A medida que avanza la enfermedad, la persona puede olvidar sus modales en la mesa y comer de los platos de otras personas o de los platones y cacerolas. En algunos casos, la persona pierde el control de los impulsos y trata de comer todo lo que está a la vista, incluyendo aquello que no es comestible. Durante las etapas finales de la enfermedad, el paciente puede perder la capacidad de tragar y sufrir ahogamiento.

Las siguientes son algunas recomendaciones para ayudarle a cubrir las necesidades alimenticias de su ser querido:

Cuando no come

- Proporcione recordatorios sobre las comidas. Por ejemplo, llame a su ser querido cuando sea hora de tomar sus alimentos.
- Deje una lista paso a paso de cómo preparar una comida simple si su ser querido vive solo.
- Permanezca con su ser querido durante toda la comida.
- Demuestre los pasos necesarios para comer, o dé indicaciones simples en un paso.
- Sirva comidas simples que no requieran utensilios.
- Omita los utensilios adicionales.
- Deje al alcance de la persona alimentos que se puedan comer con las manos a cualquier hora.
- Trate de servir varias comidas pequeñas durante el día.
- Asegúrese de que el área del comedor tenga buena iluminación.

- Proporcione el tiempo adecuado para las comidas y evite las prisas.
- Reduzca las distracciones de fondo como teléfonos, radios y televisión.
- Ofrezca alimentos con texturas, colores y sabores variados. Sirva los favoritos.
- Presente las comidas en mesas puestas con colores y texturas diferentes.
- Use colores contrastantes para ayudarle a su ser querido a localizar la comida. Por ejemplo, utilice un mantel individual azul con un plato blanco con las comidas oscuras. Evite poner alimentos como puré de papas sobre un plato blanco.
- A menos que el peso sea un problema importante, no impida el consumo de dulces.
- Cuando utilice licuados nutricionales, agrégueles fruta fresca y helado para mejorar su sabor.
- Si la persona tiene dificultad para masticar y tragar, use un espesante sin sabor para los alimentos para homogeneizar la textura de las comidas licuadas —consulte al médico sobre estos productos.
- Trate de hacer que la persona huela aceite de limón o menta antes de la comida, ya que esto puede estimular el apetito.
- Considere una revisión médica para ver si la depresión, las dentaduras postizas mal ajustadas, un problema médico o un medicamento son la posible causa de una disminución en el apetito.

Cuando come demasiado

- Mantenga la comida fuera de la vista, excepto a la hora de la comida.
- Sirva la comida en la cocina, y evite colocar platones y fuentes en la mesa del comedor.
- Corte la comida en pequeños trozos para evitar el ahogamiento.
- Elimine los objetos pequeños y no comestibles del entorno.
- Mantenga las sustancias venenosas en un gabinete cerrado. Hay candados a prueba de niños en las ferreterías.
- Tenga paciencia si la persona come de los platos de los demás.

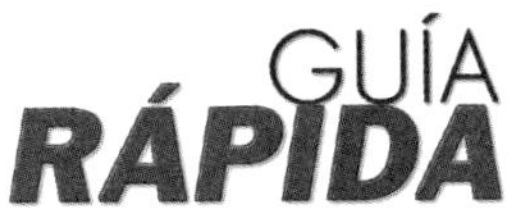

Medicamentos

Su ser querido puede recibir recomendaciones sobre tratamientos sin prescripción o de fármacos para tratar los síntomas de la enfermedad de Alzheimer. Asimismo, es posible que tome medicamentos para otras enfermedades. Administrar los fármacosde venta con receta a su ser querido puede ser complicado si toma muchas tabletas a lo largo del día. Las siguientes son sugerencias que pueden resultar útiles si usted es responsable de administrar los medicamentos diarios:

- Haga una lista de medicamentos, las dosis y las horas a las que debe administrarlos. Pegue la lista dentro de la puerta del gabinete de la cocina.
- Use una caja de tabletas semanal para ayudarse a mantener un registro de las pastillas que ha administrado durante el día. Puede conseguir estas cajas en la farmacia. Si su ser querido toma pastillas más de una vez al día, tenga una caja separada para cada vez que toma los medicamentos. Por ejemplo, escriba con marcador permanente en el exterior de la caja: "pastillas 8 a. m." o "pastillas de medio día".
- Si su ser querido vive solo, revise con frecuencia la caja de píldoras para asegurarse de que esté tomando sus pastillas en forma correcta. Es posible que necesite recordarle por teléfono y permanecer en el aparato mientras tome sus medicamentos.
- Haga una lista de los efectos secundarios comunes y otra información acerca de los medicamentos y téngala a mano.
- Coloque el número telefónico del consultorio del médico y del control de envenenamientos cerca del teléfono en caso de una sobredosis accidental.
- Si su ser querido sufre algunos cambios de conducta o una recaída física, considere si hubo algún cambio reciente en sus medicamentos. Consulte al médico si está preocupado.
- Asegúrese de informarle al médico si está administrando a su ser querido cualquier suplemento de hierbas o productos sin prescripción. Estas sustancias pueden interactuar con los medicamentos que el médico le prescribió y podrían causar efectos secundarios dañinos.

- Cuando le prescriban un nuevo medicamento, pida al médico o a la enfermera que le proporcione la siguiente información:
  - El nombre del fármaco
  - La dosis
  - La hora del día en que debe darse
  - El propósito del medicamento (¡No olvide esto! Es frecuente que las familias no tengan idea de la razón por la cual se prescribió un medicamento.)
  - Efectos secundarios potenciales
- Asegúrese de que todo médico y especialista que vea a su ser querido sea consciente de todos los medicamentos y sustancias que se venden sin receta que se están administrando.
- No cambie las dosis sin el consentimiento del médico.
- Deseche las prescripciones viejas, y no utilice medicamentos para nadie que no sea la persona a la cual se le prescribieron.
- Mantenga en todo momento una lista de los fármacos de su ser querido, sus dosis y las fechas en las que inició su administración.
- Si su ser querido rechaza los medicamentos o los escupe, trate de proporcionar una explicación simple y clara de su propósito. Por ejemplo: "Mamá, aquí está tu medicamento para la presión. El médico dijo que necesitas tomarla para tu corazón". Si la persona se sigue rehusando, pregunte al médico si puede "esconder" el medicamento en el puré de manzana, en el queso cottage, en el helado o en una pequeña cantidad de jugo. Es posible que pueda moler el medicamento para que sea menos notorio. Algunos fármacos se pueden conseguir en suspensión.
- Los fármacos que se usan para controlar los comportamientos difíciles pueden tener efectos secundarios particularmente dañinos. Trate de usar intervenciones sin medicamentos de acuerdo a lo indicado en esta Guía Rápida antes de pedir a su médico que intervenga mediante fármacos. Los antidepresivos tienden a ser mejor tolerados y son más útiles que los ansiolíticos o los antipsicóticos.

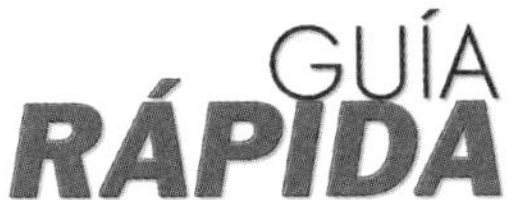

Seguridad doméstica y del entorno

La enfermedad de Alzheimer afecta las capacidades cognitivas como el juicio y la capacidad para solucionar problemas. Los cuidadores pueden modificar el ambiente doméstico para ayudar a que su ser querido permanezca a salvo y maniobre dentro de su hogar con la mayor facilidad posible. Aquí hay algunas sugerencias para simplificar el lugar donde vive:

- Haga una lista de números de emergencia, incluyendo control de venenos, el consultorio del médico y contactos familiares y téngalos cerca de todos los teléfonos.
- Asegúrese de que cuenta en casa con un equipo de primeros auxilios, extintor de fuego y alarmas de humo funcionales.
- Si su ser querido confunde las llaves de agua fría y caliente, marque la llave de agua caliente con color rojo y la fría con azul. Ajuste la temperatura del calentador de su casa a 50°C para evitar quemaduras.
- Mantenga venenos, limpiadores y medicamentos fuera del alcance, en particular si su ser querido está confundido acerca de lo que es comestible o toma medicamentos con mayor frecuencia de la necesaria.
- Algunos estudios demuestran que la mayoría de la gente con Alzheimer sufrirá por lo menos una caída en algún punto durante el proceso de la enfermedad. Es posible que no pueda evitar todas las caídas pero, para reducir el riesgo de su ser querido, considere lo siguiente:
  - Deshágase de los tapetes o asegure sus bordes con cinta para alfombras.
  - Mantenga los pasillos y escaleras libres de estorbos.
  - Proporcione iluminación adecuada en las áreas de la casa donde sea particularmente difícil ver.
  - Coloque los cables eléctricos bajo los muebles o péguelos a las paredes.
  - Asegúrese de que las escaleras tengan barandales.
  - Evite mover los muebles, ya que esto puede desorientar a la persona y causar una caída.
  - Si la persona se cae de la cama, considere poner el colchón en el suelo.

  - Ponga parches antiderrapantes en el piso de la tina.
  - Instale barandales en la regadera y utilice una silla especial para baño.
- Utilice aparatos electrodomésticos con sistemas de apagado automático, incluyendo la plancha para ropa, cafetera y rizadora del cabello.
- Cubra los enchufes eléctricos.
- A medida que progresa la enfermedad de Alzheimer, aumenta el riesgo de que su ser querido se escape de la casa. El hecho de que salga del hogar puede significar que está hambriento, cansado, aburrido o necesita usar el baño. Vigile que se cubran todas sus necesidades básicas. Aquí hay algunas maneras para reducir el riesgo de que deje la casa:
  - Ponga un pasador con seguro en la parte alta de las puertas que dan hacia el exterior o hacia las escaleras, o utilice una chapa que requiera llave. Las cubiertas de plástico para perillas, que deben apretarse para abrir la puerta, también son útiles. Nunca deje a la persona sola cuando utilice estas medidas.
  - Puede conseguir, a precio razonable, alarmas que le avisan cuando se abre una puerta.
  - Algunos cuidadores disfrazan las puertas al exterior cubriéndolas con cortinas, papel tapiz o pintura, o utilizando un letrero de "Alto" o "No entrar".
- Mantenga un duplicado de su llave en algún lugar oculto fuera de su casa, en caso de que su ser querido lo deje afuera por accidente.
- Coloque un letrero de "Prohibidos los vendedores ambulantes" en su puerta para evitar visitas indeseables.
- Avise a todos sus vecinos sobre el problema de su ser querido, para que ellos ayuden a detectar señales de que necesita ayuda.
- Revise el refrigerador para desechar alimentos descompuestos que su ser querido podría comerse.
- Guarde los limpiadores fuera de la cocina.
- Si le preocupa que su ser querido llegara a usar artículos filosos o venenosos, utilice candados a prueba de niños en anaqueles y cajones. Estos candados se pueden conseguir en ferreterías.
- Guarde los utensilios de cocina de uso más frecuente en lugares de fácil acceso.

- Limite el uso de la estufa si es necesario. Cuando no la utilice, pruebe uno de los siguientes métodos:
  - Cierre la llave de gas de la estufa.
  - Quite las perillas.
  - Utilice una lente de burbuja de plástico para cubrir las perillas.
  - Desconecte la estufa.
- Piense en sacar de la cocina los trastes metálicos que puedan provocar un incendio si se colocan en el microondas.
- Mantenga encendidas luces nocturnas en pasillos, baños y recámaras. Incluso es posible que desee dejar encendida la luz del baño toda la noche.
- Guarde los aparatos eléctricos fuera del baño.
- Revise el botiquín del baño y elimine los productos tóxicos.
- Trate de usar una tapa de excusado de color fuerte si la persona tiene dificultades para localizar el retrete.

Preguntas que debe hacer cuando le preocupa dejar solo a su ser querido:

La persona...

- ¿se confunde o actúa en forma impredecible bajo estrés?
- ¿reconoce una situación peligrosa como fuego o frío?
- ¿sabe cómo usar el teléfono en una emergencia?
- ¿puede pedir ayuda?
- ¿permanece contenta en la casa?
- ¿camina hacia uno y otro lado y se siente desorientada?
- ¿muestra signos de agitación, ansiedad o depresión cuando se le deja sola?
- ¿intenta realizar pasatiempos que requieren supervisión, como cocinar, reparar aparatos, coser o hacer carpintería?
- ¿le da dinero libremente a la gente que se lo pide?

Estas preguntas pueden ayudarle a determinar si puede o no dejar solo a su ser querido. Pregunte sobre su perspectiva a otros familiares o amigos, pero recuerde que el cuidador primario es por lo general quien tiene la visión más valiosa basada en el contacto diario con la persona.

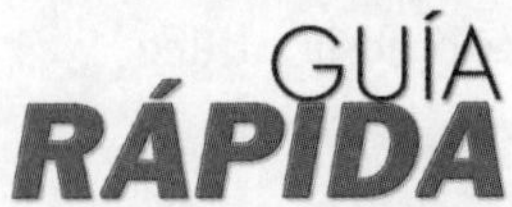

Uso del excusado e incontinencia

La incontinencia puede ocurrir por diversas razones. Si éste es un comportamiento nuevo, piense en qué es lo que ha causado este cambio. ¿Se olvidó su ser querido de la localización del baño? ¿Tiene dificultades para desabrochar su ropa? ¿Hay una razón médica para la incontinencia, por ejemplo, una infección en la vejiga, un cambio de medicamento o problemas de próstata? Si ninguna de estas razones parece estar causando la incontinencia, ésta puede ser resultado del proceso de la enfermedad. Las siguientes son algunas recomendaciones que le ayudarán a enfrentarlo:

- Ponga un dibujo de un excusado y un letrero que diga *Excusado* en la puerta del baño. Evite las palabras *servicio* o *baño*, que pueden tomarse de manera literal.
- Deje la puerta del baño abierta y la luz encendida para que su ser querido localice con facilidad el cuarto, en particular durante la noche.
- Esté atento de signos no verbales que indiquen que su ser querido necesita usar el excusado. Es posible que no reconozca las señas de que su vejiga está llena o que carezca de las habilidades verbales para indicar su necesidad. Puede ser que observe que la persona se jala los pantalones, camina de un lado a otro o muestra otros signos de agitación.
- Proporcione recordatorios frecuentes para el uso del excusado. Por lo general, un patrón de cada una o dos horas funciona bien. Quizá deba llevar a la persona al baño y ayudarle a desabrochar su ropa.
- Algunos cuidadores colocan cinta reflejante en el suelo en forma de flechas que señalan la localización del baño.
- Evite las prendas de ropa con broches complicados, como los vaqueros con bragueta de botones. Las pretinas con elásticos por lo general funcionan bien. Es probable que las mujeres encuentren más sencillo utilizar tobimedias que las pantimedias regulares.
- La deshidratación es bastante común en la gente con demencia. No disminuya los líquidos a menos que la persona esté bebiendo cantidades enormes de ellos, más de ocho a diez vasos al día. La

limitación de los líquidos en realidad puede aumentar la incontinencia debido al riesgo de la deshidratación. No obstante, es probable que desee limitar los líquidos a un solo vaso después de la cena para reducir la incontinencia nocturna.

- Un nuevo episodio de incontinencia debe ser evaluado por un médico. Pida, en forma específica, una prueba para determinar si su ser querido tiene una infección de vejiga o en tracto urinario.
- Hay una gran variedad de productos para la incontinencia de venta en la farmacia. Es posible colocar pequeñas toallas sanitarias semejantes a las que se usan para la menstruación en la ropa interior si su ser querido sufre sólo incontinencia urinaria. Si la persona también sufre incontinencia fecal o si las toallas pequeñas no retienen la orina de manera adecuada, puede emplear calzones desechables . Los calzones pueden tener tirantes reutilizables con botones o Velcro, o cintas adhesivas semejantes a las de los pañales desechables. Dependiendo de su patrón de incontinencia, algunas personas emplean toallas durante el día y calzones en la noche. El médico o la enfermera pueden ayudarle a determinar cuál es el mejor producto para su ser querido.
- Utilice una cubierta de plástico o hule bajo las sábanas para la incontinencia nocturna. Asimismo, pueden emplearse cubiertas Chux desechables, con la parte superior de algodón blanco y la inferior de plástico azul, para reducir los cambios frecuentes de ropa de cama. Doble una sábana en tres y colóquela sobre la cubierta Chux para mayor comodidad.
- Por la noche, es posible que se le facilite cambiar los productos para incontinencia mientras la persona se encuentra en la cama en lugar de en el baño. Durante el día, es probable que los cambios se faciliten mientras la persona está sentada en el excusado.

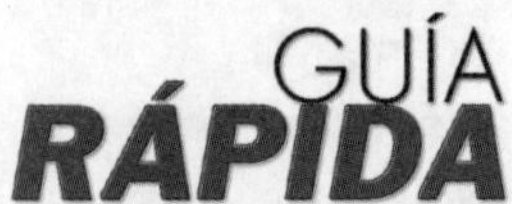

Viajes y transporte fuera del hogar

Decidir viajar o asistir a eventos fuera del medio doméstico familiar se vuelve cada vez más difícil a medida que progresa el Alzheimer. Las siguientes son algunas sugerencias para facilitar esas ocasiones si decide intentar viajar:

- Si no está seguro de la manera en que reaccionará su ser querido ante un viaje largo, pruebe antes con viajes de uno o dos días.
- Alerte con anticipación al personal relacionado con el viaje — transporte, hoteles, etc.— sobre el hecho de que su ser querido padece demencia. Se pueden realizar arreglos especiales para abordar los aviones con anticipación o para utilizar sillas de ruedas con el fin de aliviar la fatiga en lugares que implican largas caminatas.
- Simplifique sus planes para vacaciones. Evite acumular demasiadas actividades en un solo día e intente mantener en un mínimo los cambios durante el día. Planee periodos de descanso entre cada actividad y proporcione un lugar tranquilo para que su ser querido se retire a descansar un rato si es necesario.
- Es posible que su ser querido se confunda acerca de la fecha del viaje y de los preparativos necesarios. Quizá le sea más fácil no hablar del viaje sino hasta poco antes de salir. Tranquilice a la persona: "Mañana vamos a visitar a nuestra hija Susana en Cuernavaca. No te preocupes, ya empaqué todo lo que necesitamos y estaré contigo todo el tiempo".
- Puede resultar útil alertar a la gente fuera de casa acerca del problema de su ser querido. Lleve consigo una pequeña tarjeta que diga "La persona que me acompaña tiene la enfermedad de Alzheimer. Gracias por su paciencia". Muestre la tarjeta a los meseros, azafatas, cajeros y otras personas que deban ser conscientes de su situación.
- Piense en llevar a otra persona para que le ayude. Esto puede resultar de particular utilidad en lugares con baños públicos si usted y la persona bajo su cuidado no son del mismo sexo.

- Haga un plan alternativo en caso de que su ser querido deba regresar a casa con rapidez.
- Conserve en su poder los pasaportes, cheques de viajero y otros papeles importantes. Proporcione a su ser querido una pequeña cantidad de dinero para su cartera o monedero, pero no más de aquella cantidad que no le importaría perder si la persona la extraviara.
- Lleve una lista de medicamentos, información sobre sus seguros y contactos de emergencia, así como de clínicas médicas para cada lugar de destino.
- Proporcione a su familia un itinerario e información sobre dónde localizarlo.
- Lleve bocadillos y material de entretenimiento simple como revistas con imágenes coloridas y brillantes, cintas de audio, un pequeño álbum de fotos o un juego de cartas.
- Haga que su ser querido use zapatos cómodos y ropas conocidas.
- En aviones o trenes, tome el asiento del pasillo y haga que su ser querido se siente en el del interior para controlar sus movimientos. El asiento de la ventanilla puede mantener a su ser querido entretenido.
- Trate de que las comidas sean parecidas a las de su casa, incluyendo los horarios y los tipos de alimentos. Si los restaurantes muy concurridos confunden a la persona, aproveche el servicio en su habitación.
- Lleve una sábana impermeable y toallas sanitarias adicionales si su ser querido ha presentado incontinencia.
- Con frecuencia, los cuidadores se han dado cuenta que los viajes con la persona con Alzheimer constituyen un viaje de trabajo. El paciente puede sentirse angustiado al alejarse de casa y luego olvidar con rapidez el viaje. Una persona que lo sustituya para que su ser querido permanezca en casa mientras usted está de viaje puede ser mucho más fácil para ambos.

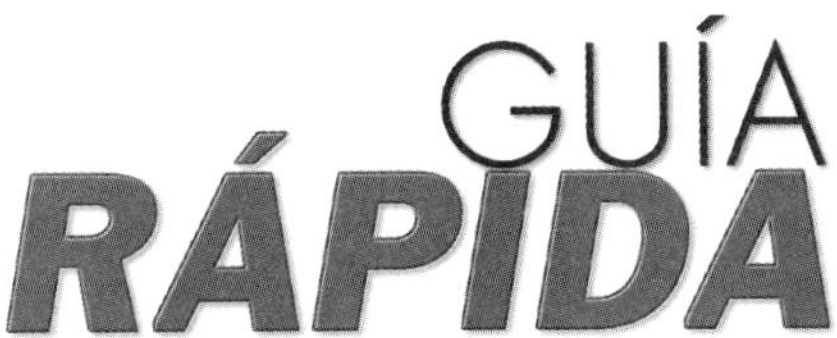

Actitudes y comportamientos difíciles

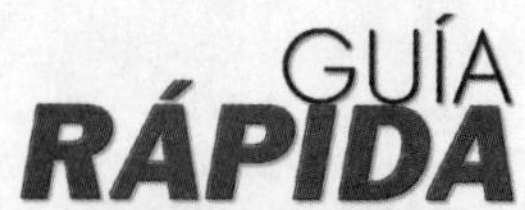

Agresividad

El comportamiento agresivo implica la confrontación o la acción belicosa contra alguien o algo. Trate de calmar los sentimientos de enojo y frustración antes de que puedan llevar a la agresión. Un medio ruidoso o la deficiencia en las capacidades de comunicación pueden exacerbar las emociones fuertes. Si se da la agresividad, las siguientes sugerencias pueden ayudar en su respuesta:

- Si su ser querido se vuelve verbalmente agresivo, trate de no tomarlo en forma personal. Recuerde, la enfermedad, no la persona, está causando este comportamiento.
- Evite confrontar a su ser querido. Hable en un tono de voz suave y tranquilizante. Sea positivo y consolador. Trate de no reaccionar de manera exagerada ni asustar a la persona, lo cual sólo puede incrementar la agitación.
- Rehuya la agresión física. Quizá le ayude decir: "Por favor, no me lastimes" o "Por favor, detente". Retire a todas las personas y animales del cuarto hasta que la persona se calme.
- Minimice la restricción de su ser querido —por ejemplo, deteniendo sus manos y brazos— si éste se vuelve agresivo. Esto sólo puede aumentar su enojo. No obstante, haga lo necesario para estar a salvo.
- Si está preocupado por la agresividad, elimine los objetos pesados o puntiagudos del lugar. Manténgalos fuera de vista.
- Considere la causa inmediata de la agresión. ¿Qué fue lo que, en apariencia, desencadenó el incidente? Reflexione sobre la manera en que la eliminación de dicho detonante podría evitar futuros incidentes.
- Es posible que algunas actitudes agresivas no estén relacionadas con el medio y deban ser tratadas con medicamentos. Considere la posibilidad de que su ser querido esté deprimido, ya que esto en ocasiones provoca conductas agresivas.

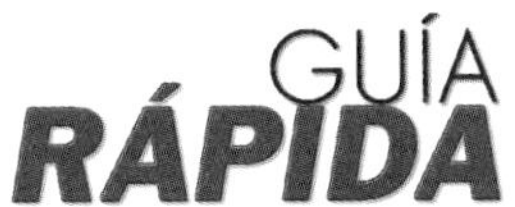

Enojo o irritación

El enojo es una fuerte respuesta emocional que con frecuencia se presenta como una necesidad de luchar en contra de la causa de la molestia. La irritabilidad es una respuesta algo más suave. En ocasiones, si los sentimientos de ansiedad y frustración de su ser querido pasan inadvertidos, sus emociones pueden llegar hasta el enojo.

- Utilice un método gentil y de apoyo cuando interactúe con su familiar. Reconozca los sentimientos de la persona.
- Simplifique la tarea para su ser querido y proporcione instrucciones paso a paso.
- Hable despacio y con claridad y no comente acerca de su ser querido como si éste no se encontrara ahí. La mala interpretación de una conversación puede provocar enojo.
- Los ruidos o movimientos repentinos pueden asustar a la persona y conducir rápidamente al enojo. Asegúrese de que la persona lo vea antes de tocarla.
- Haga una sola pregunta cada vez, trate de no contradecir o regañar a su ser querido. Ofrezca su ayuda con sutileza si la persona está luchando con tareas como vestirse o cocinar.
- Sea consciente de que las actividades que encargue a su ser querido sean adecuadas para su edad, ya que la persona puede enojarse si se le encomienda una tarea infantil.
- Retírese y dé tiempo a la persona para tranquilizarse si se enoja. También puede ser útil ir juntos a caminar para ayudar a que la persona se "enfríe".
- Mantenga un registro mostrando cuándo ocurrieron los incidentes de enojo, en particular si no está seguro de la causa. Busque las coincidencias como la hora del día, el lugar o la actividad.
- El enojo o la irritación pueden ser un signo de depresión. Pida ayuda al médico si estas emociones se presentan con regularidad. La depresión asociada con demencia puede presentarse con o sin episodios de llanto.

- Considere si la persona duerme lo suficiente. La fatiga puede producir enojo.
- Las molestias físicas provocan enojo. Piense si su ser querido no tiene algún dolor, está enfermo, estreñido o hambriento, o necesita ir al baño.
- Recuerde si la persona cambió de medicamento en fecha reciente. Los efectos secundarios de ciertos fármacos pueden incluir cambios drásticos en el estado de ánimo.
- Distraiga a su ser querido con su actividad cotidiana o bocadillo favoritos.
- Intente calmar los sentimientos de enojo con música tranquila o caricias tranquilizantes.

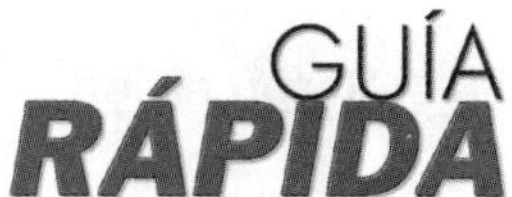

Ansiedad o frustración

La ansiedad implica un sentido extremo de temor ante un suceso inminente, ante algo que va a suceder en el futuro. Los peligros pueden ser reales o imaginarios. La ansiedad puede ocurrir por una gran variedad de razones. Es posible que la persona con Alzheimer se preocupe sin necesidad acerca de su familia, el trabajo y cosas que dejó sin hacer, incluso si éstas ya no son su responsabilidad. Alguien con ansiedad puede sentirse impotente, inadecuado, inquieto e incapaz de dormir.

La gente frustrada parece estar en un estado de tensión e inseguridad crónicas. Los sentimientos son producto de la incapacidad de resolver problemas o cubrir necesidades. Para reducir la frustración, puede intentar adelantarse a los incidentes problemáticos. No obstante, es importante recordar que la frustración es una respuesta natural a las pérdidas mentales y físicas causadas por el Alzheimer y que no será capaz de evitar todos los sucesos.

Si su ser querido siente ansiedad:

- Concéntrese en las maneras de tranquilizarlo. Tome en serio sus preocupaciones. La persona realmente piensa que estos problemas son válidos incluso si a usted le parecen infundados.

- Intégrese a la forma actual de ver el mundo de su ser querido. Intente darle explicaciones que tengan sentido en esta realidad y al mismo tiempo le den tranquilidad y alivio. La verdad de lo que usted dice no es tan importante como la respuesta emocional de su familiar ante la explicación que le dio.
  - Si la persona se preocupa por un cónyuge (que ya falleció), quizá pueda decirle que éste fue a la tienda o está en el trabajo.
  - Si su ser querido se preocupa por el trabajo (que ya no tiene), quizá pueda decirle que su jefe llamó para decir que no tenía que presentarse hoy.
- Trate de expresar la realidad de una situación con gentileza, pero hágalo sólo si su ser querido se tranquilizará con ello. No trate de imponer la verdad si ésta altera a la persona o si no le cree lo que está diciendo.
- Puede parecerle útil proporcionarle un apoyo tangible a su explicación. Intente fingir que habla con el jefe por teléfono o haga que su ser querido hable con algún familiar. Muéstrele un mensaje telefónico escrito o una carta que contenga un mensaje tranquilizante. Es importante validar los sentimientos de la persona de manera que ésta sepa que usted se preocupa y comprende. "Mamá, ya sé que esto te molesta mucho".
- Hable sobre cualquier recuerdo que su ser querido mencione. Utilice un álbum de fotos para apoyar su plática.
- Distraiga a su ser querido con cualquier actividad agradable que distraiga su atención en algo positivo. Verá que, en general, es mejor integrarse primero al mundo de la persona para tranquilizarla y validar sus emociones antes de intentar dicha distracción.

Si su ser querido se siente frustrado:

- Deje que la persona haga lo más posible con la menor cantidad de ayuda.
- Intente no preocuparse acerca de la manera en que deberían hacerse las cosas. Refrene su necesidad de corregir a la persona si ésta no pone en peligro a los demás o a sí mismo.
- Proporcione más tiempo para realizar las tareas de cuidados diarios para evitar apurar a su ser querido.

- El que su ser querido no pueda hacer tantas cosas no significa que deba dejar de intentar alguna actividad. Haga un esfuerzo por lograr el equilibrio entre los periodos de descanso y los de actividad. Minimice las actividades al final del día, cuando es más probable que la persona esté cansada.
- Verifique el medio para ver si el exceso de ruido y actividad pueden ser la causa de la frustración. Limite o apague el televisor o la radio y deje una habitación aparte para que su ser querido descanse.
- Los cambios pueden aumentar la confusión y frustración. Intente mantener una rutina consistente y evite los cambios lo más posible.
- Adapte sus expectativas a medida que progresa la enfermedad. Por ejemplo, dejar un medio doméstico familiar puede agobiar y aterrorizar a su ser querido en las etapas tardías de la enfermedad. Es posible que no pueda realizar ya tantas actividades fuera de casa como lo hacía en las primeras etapas del mal.
- Sea consciente de la manera en que sus propias emociones pueden afectar y quizá frustrar a su ser querido. Trate de ser calmado y consolador.

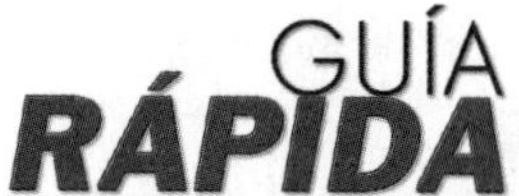

Apatía o depresión

La apatía es la conducta difícil sobre la cual informan con más frecuencia los cuidadores de personas con Alzheimer. Ésta se caracteriza por indiferencia —incluso en situaciones que normalmente despertarían sentimientos o reacciones fuertes—, falta de motivación, periodos en que el paciente permanece sentado y mirando al vacío y un sentido de alejamiento del mundo. La depresión también es común entre la gente con Alzheimer (vea página 37). Los signos y síntomas de la depresión incluyen enojo e irritabilidad, episodios frecuentes de llanto, así como apatía y cambios en los patrones de apetito y sueño. A continuación damos algunas recomendaciones:

- Trate de ocupar a su ser querido en sus actividades favoritas. Utilice algún álbum de fotos viejas, videos familiares o imágenes de niños o cachorros de animales. Trate de recordar sucesos del pasado, lo cual puede ser más fácil para su ser querido, en lugar de recordar hechos recientes.

- Toque música con tempo fuerte, como la de las grandes bandas o de marchas, para animar a su ser querido a llevar el ritmo aplaudiendo o con los pies, pero esté atento a cualquier reacción adversa en caso de que la música sea demasiado fuerte o desagradable.
- Reconozca los sentimientos de su ser querido, ya que éste puede sentir pesar ante sus pérdidas físicas o mentales debido al Alzheimer, o por aquellos que han muerto.
- Utilice humor simple para aligerar la carga del Alzheimer para ambos. Un libro de chistes simples o un video de comedias viejas de televisión puede provocarles risa.
- Consulte al médico si ve signos de depresión en su ser querido. Los medicamentos antidepresivos son seguros y efectivos con efectos secundarios mínimos. El médico puede probar con diversos medicamentos y dosis para encontrar lo que mejor funciona en la persona.
- Por lo general, no se recomiendan la psicoterapia ni la terapia de grupo para la gente con enfermedad de Alzheimer, en especial después de la etapa inicial. Para ser efectiva, este tipo de terapia requiere la capacidad de procesar y recordar información. En lugar de esto, considere los programas de cuidados para ancianos que pueden involucrar a su familiar en actividades y socialización con otras personas.

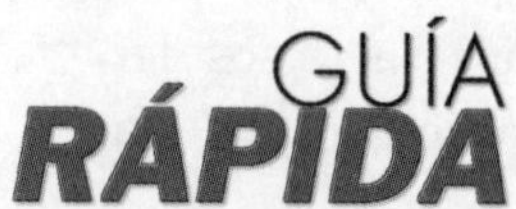

Conducta posesiva o exigente

Es frecuente que la persona sea posesiva con su cuidador como resultado de la angustia o el temor al abandono. Es posible que su ser querido dependa por completo de usted para maniobrar durante el día. Incluso las tareas más sencillas pueden requerir su participación. Su ser querido también puede observar sus expresiones y estado de ánimo para saber cómo reaccionar ante las situaciones.

- Proporcione mucho refuerzo verbal de que todo está bien.
- Trate de cumplir con las peticiones de una manera apropiada y aceptable. Por ejemplo, si su ser querido pide salir a tomar una copa salga con él, pero llévelo a tomar un helado. Sea creativo y trate de divertirse.
- Evite usar la palabra "no". Incluso puede decir que sí a peticiones que finalmente no cumplirá.
- Considere las situaciones que pueden detonar la ansiedad, como un ambiente o una hora del día particulares. Intente determinar lo que ayudaría a calmar a su ser querido.
- Proporcione actividades que distraigan a la persona. Una tarea repetitiva puede ser particularmente útil, como doblar toallas, barrer los pisos, rastrillar las hojas o hacer bolas de estambre. Para desviar su atención puede darle una pieza de goma de mascar o un bocadillo.
- Dé a su familiar objetos que tendrán un efecto calmante —quizá un animal de peluche, un cobertor peludo o una taza de té herbal— o toque música suave.
- Asegúrese de encontrar tiempo para usted a pesar de las demandas de la persona. Quizá necesite hacer arreglos para que alguien lo releve por lo menos una vez a la semana, si no es que más.
- Cierre la puerta para tener intimidad en el baño. Si su ser querido es capaz de estar solo, ponga un reloj y dígale: "Volveré cuando la alarma suene".
- Pida consejos y ayuda de un grupo de apoyo para cuidadores. La conducta posesiva puede ser muy desgastadora para los cuidadores, por lo que necesitará apoyo adicional.

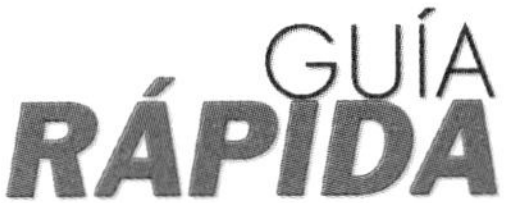

Delirio, suspicacia o paranoia

El delirio implica las creencias falsas que tiene una persona, que usted no puede cambiar ni modificar, sin importar la cantidad de razonamiento que aplique. El delirio es frecuente en la enfermedad de Alzheimer, y puede hacer que su ser querido se vuelva suspicaz y paranoico. La duda y la falta de confianza caracterizan a la suspicacia. Por ejemplo, su familiar puede olvidar dónde colocó su bolsa y suponer que alguien la robó. Con frecuencia, pensará que cualquiera que esté en la casa se llevó el objeto que falta, o quizá piense que alguien entró a robarlo. Asimismo, su ser querido puede sufrir paranoia, creyendo, por ejemplo, que la gente "me odia". A continuación damos algunos consejos para ayudarle a enfrentar estas conductas:

- Trate de no tomarlo en forma personal si la sospecha va dirigida a usted. Recuerde que estos sentimientos son resultado de la enfermedad. Su ser querido no tiene la intención de tratarlo de esta manera.
- Si su ser querido se mantiene firme en sus preocupaciones, indíquele que las toma seriamente. No enfatice los sentimientos negativos porque es posible que sólo los empeore.
- En lugar de discutir con la persona si el delirio es real —por ejemplo, si robaron o no un objeto— responda a su tono emocional. Su temor, enojo y frustración son muy reales, incluso si el suceso que los provocó no lo es. Asegure a su ser querido que comprende sus sentimientos y proporcione consuelo. "Siento que no encuentres tu bolsa. Pareces muy preocupada. Vamos a buscarla juntos".
- Busque los objetos extraviados junto con la persona. Si no le permite buscar en ciertos lugares, por ejemplo en los cajones de su cómoda o bajo el colchón, espere a que la persona deje la casa o se ocupe en otra cosa.
- Tenga a mano duplicados de los objetos que su ser amado tiende a esconder. Por ejemplo, tenga dos o tres bolsas o carteras listas para sustituir la que haya desaparecido. Coloque copias viejas de la identificación de la persona y otros objetos familiares en ellas.

- La enfermedad de Alzheimer hace que su persona amada sea vulnerable al abuso financiero, considere si realmente le está informando un suceso real.
- Cuando su ser querido sufre paranoia —por ejemplo, acerca de la fidelidad de un cónyuge— anímelo a expresar sus preocupaciones. Trate de no contradecirlo. Proporcione una respuesta simple y tranquilizante: "Siento que estés preocupado, pero te amo mucho y siempre te amaré". Después de tranquilizarlo, trate de involucrarlo en otra actividad.

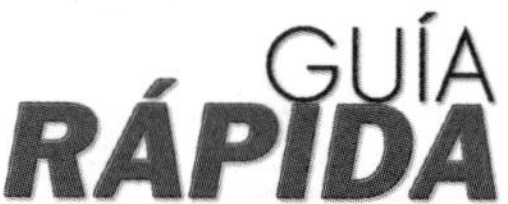

Alucinaciones o percepción equivocada

Una alucinación es cuando se ve o escucha algo que no está ahí, como cuando alguien ve a un niño en un jardín vacío o escucha voces desconectadas. La persona puede alargar la mano para tocar o tomar lo que ve. Una percepción equivocada es ver un objeto y confundirlo con algo más, como ver una silla y pensar que es un animal o tratar de recoger las flores del dibujo de la alfombra. Los cuidadores deben tratar de distinguir con cuidado entre las alucinaciones y las percepciones equivocadas en la persona con Alzheimer. Las percepciones equivocadas por lo general son inofensivas. Las alucinaciones también pueden serlo, pero también pueden indicar una reacción a los medicamentos o una enfermedad. A continuación damos algunas recomendaciones para los cuidadores:

- Trate de determinar si su ser querido realmente ve o escucha algo que no está ahí. También puede estar sufriendo delirio, que es una creencia falsa, o recordando equivocadamente: por ejemplo, hablar de una conversación que no se llevó a cabo. Tanto el delirio como los recuerdos equivocados son comunes en el Alzheimer, las alucinaciones no.
- Recuerde que la alucinación es muy real para la persona que la sufre. No intente convencer a su ser querido de que la alucinación no existe.
- Acérquese con cuidado a la persona que alucina; trate de no sorprender o asustar a su ser querido.

- Si la persona le pregunta si ve o escucha algo, sea honesto pero gentil: "No escuché nada, pero sé que estás asustado. Revisaré la casa para asegurarme que todo está bien".
- Determine si la alucinación inquietó a la persona. Es posible que su ser querido no esté preocupado por lo que ve. Si la persona no se alteró, quizá no sea necesario tratar la alucinación.
- Ofrezca ayuda y valide los sentimientos. Por ejemplo, si su ser amado está inquieto por la alucinación, puede decirle: "Sé que esto te molesta. Déjame ver si puedo ayudar". Después de reconocer la preocupación de su ser querido, trate de distraerlo con una actividad agradable.
- Algunos medicamentos pueden provocar alucinaciones. Las enfermedades como infecciones virales también pueden provocarlas, en especial si dicha enfermedad se presenta en forma repentina y es seria. Consulte al médico para determinar si cualquiera de estas causas potenciales está implicada.
- El médico puede recomendar un medicamento para tratar las alucinaciones, pero es posible que los efectos secundarios causen problemas adicionales. Quizá desee considerar el uso de fármacos sólo si su ser querido se siente afectado por la alucinación.
- Trate de explicar las percepciones equivocadas. Puede decir: "Sí, esto parece una persona, pero sólo es un perchero, ¿ves?". Si la percepción equivocada no altera a la persona, quizá no tenga que dar explicaciones.
- Los espejos pueden producir confusión e interpretarse equivocadamente como una segunda persona en la habitación. Cubra o elimine los espejos si producen alteraciones. Algunas personas con Alzheimer incluso encuentran consuelo en los espejos y suelen hablar con el reflejo como si fuera un amigo.
- Asegúrese de que las habitaciones están bien iluminadas, en especial durante la noche, para reducir las percepciones equivocadas.
- Pregúntese si su ser querido está sufriendo cambios en el oído o la visión que puedan contribuir a las percepciones equivocadas. ¿Es posible tratar estos cambios sensoriales para ayudar a la situación?

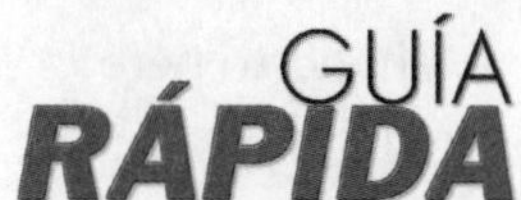

Ocultamiento de objetos

La gente con enfermedad de Alzheimer puede esconder las cosas en lugares extraños. Este comportamiento se da por diversas razones. Su ser querido puede ocultar las cosas para evitar que sean robadas, o porque está preocupado de no poder encontrarlas después, así es que las esconde para que estén seguras. Este comportamiento puede tranquilizar a la persona si oculta las cosas que lo consuelan. Asimismo, su ser querido puede coleccionar objetos en la creencia de que todavía es proveedor de la familia. Las siguientes son algunas recomendaciones para manejar este comportamiento:

- Dado que la acumulación de objetos puede tranquilizar a la persona, no impida esta conducta. Proporcione objetos seguros y apropiados con el propósito de que su ser querido los esconda o guarde. Las ventas de garaje y las tiendas de cosas usadas con frecuencia son buenos lugares para conseguir objetos inofensivos que puede dejar a mano para que los escondan.
- Recuerde que no debe darle a su ser querido nada que no desee perder. Guarde en un lugar seguro las tarjetas y documentos importantes. Sólo deje algunos billetes o un poco de cambio en una bolsa o cartera.
- Si su ser querido oculta algo que necesita, trate de ofrecerle algo a cambio. Por ejemplo, si la persona esconde sus llaves del auto, intente intercambiarlas por un juego de llaves inservibles. Observe para ver dónde esconde las cosas y recupérelas más tarde.
- Los objetos pueden estar ocultos en lugares inusuales, como el horno, refrigerador o bajo el colchón. Su ser querido puede envolver su aparato para el oído en una servilleta de papel y tirarla a la basura o meterlo en la bolsa del pantalón. Revise el interior de los aparatos domésticos antes de encenderlos y dentro de los botes de basura antes de vaciarlos. Revise los bolsillos de la ropa antes de lavarla.
- Quizá necesite limpiar los escondrijos con cierta regularidad, en especial si su ser querido esconde comida.
- Para reducir el número de lugares donde tiene que buscar cuando se pierda un objeto importante, cierre alacenas, cajones,

clósets y cuartos adicionales. Hay candados a prueba de niños para las alacenas y cajones en la ferretería de su localidad. Proporcione escondites alternativos, como bolsas grandes.

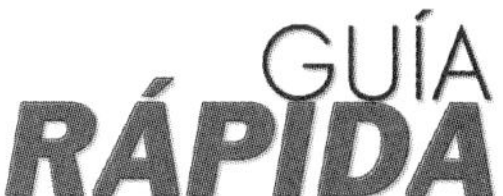

Comportamiento sexual inadecuado

Las necesidades y sentimientos sexuales son por lo general una parte natural de la vida de un adulto, y es posible que no desaparezcan durante el proceso de enfermedad. Algunos de los comportamientos que presenta una persona con Alzheimer pueden ser de naturaleza sexual, pero con frecuencia se malinterpretan sus comportamientos. Una falta de inhibición puede hacer que su ser querido se toque los genitales o se desnude como respuesta a necesidades no sexuales, como sentirse incómodo o tener necesidad de ir al baño. Quizá necesite alejar con discreción a la persona del espacio público. A continuación aparecen algunas ideas adicionales a considerar si se presentara este tipo de conducta:

- Trate de determinar si su ser querido está respondiendo al malestar físico. Quizá tenga molestias en los genitales debido a las toallas para incontinencia, o quizá traiga demasiada ropa y tenga calor.
- Su ser querido puede estar respondiendo a lo que le hace sentir bien. La conducta puede ser una forma de autoestimularse.
- Piense si su ser querido puede estar sufriendo depresión.
- La persona sigue necesitando intimidad y afecto físicos. Incremente el contacto físico apropiado a menos que sea demasiado estimulante. Dé a su ser querido un masaje de espalda, dé masaje a sus manos con loción, arréglele las uñas o cepíllele el pelo.
- Ofrezca objetos que pueda tocar y abrazar, como animales de peluche, retazos de tela, pelotas de hule espuma y plumeros.
- Es frecuente que los cuidadores pierdan el interés sexual en la persona a medida que avanza la enfermedad. No tiene ninguna obligación de continuar los encuentros sexuales con el ser querido. Puede ser útil dormir en camas separadas.

- Si su ser querido hace insinuaciones indeseables, proporcione una respuesta calmada pero firme. No reaccione en forma exagerada ni confronte. Diga no o desvíe con suavidad a la persona a otra actividad. Como se indicó anteriormente, no está obligado a participar en ninguna actividad sexual no deseada. Protéjase si es necesario. Salga del cuarto hasta que la persona se haya calmado.
- Si su ser querido hace insinuaciones sexuales a otras personas puede deberse a que las confunde con su cónyuge. Trate de no tomarlo de manera personal o como un rechazo de su relación. La persona a la que se dirigieron las insinuaciones puede ayudar diciendo, "Me parezco a Mary, pero soy tu amiga Ginny. Es bueno estar contigo hoy".
- Si su ser querido expone sus genitales, fomente el uso regular del sanitario. Piense en el uso de overoles u otras ropas que retrasan el proceso al desvestirse, pero asegúrese de ayudar a la persona a usar el baño con frecuencia.
- Cubra el regazo de su ser querido con una almohada o cobija si éste se encuentra sentado y se está masturbando en público, o lleve a la persona a un área privada. No se sienta en la necesidad de impedir la masturbación a menos que piense que es producto del aburrimiento o está provocando daños en la piel.

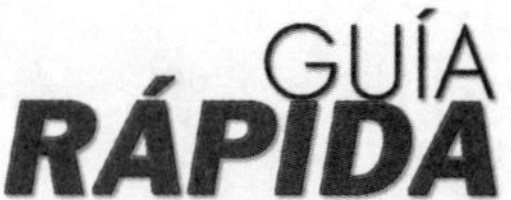

Preguntas o acciones repetitivas

Debido a la pérdida de memoria, es posible que la persona con Alzheimer no se dé cuenta de que está repitiendo una acción o preguntando lo mismo una y otra vez. Las repeticiones también pueden ser producto de la ansiedad o los malos entendidos.

- Responda las preguntas en forma simple. Si su ser querido pregunta lo mismo repetidamente y se cansa de contestarle, escriba la respuesta en una tarjetita y désela para reforzar su contestación.
- Trate de concentrarse en el significado detrás de la pregunta repetida. Si su ser querido está preocupado sobre sus padres o su

hogar, hable sobre sus recuerdos y use un álbum de fotos si tiene uno a mano.

- Incluso si no puede determinar lo que preocupa a su ser querido, tranquilícelo en forma general: "Todo va a salir bien".
- Las acciones repetitivas también pueden ser un intento por autoestimularse. Proporcione a su ser querido una tarea como barrer, sacudir el aparador, cortar periódicos o lijar madera. Ocupe las manos de la persona con bolas de hules espuma, trozos de tela u otros objetos que proporcionen estimulación sensorial.
- Si su ser querido le pide en forma repetida que lo lleve a casa, elimine cualquier detonador que pueda asociar con salir, como abrigos, sombreros o maletas.
- Algunos medicamentos poseen un efecto secundario llamado *discinesia tardía*, que causa movimientos de la boca, contracciones y chasquido de labios. Verifique con el médico para determinar si los medicamentos pueden estar provocando acciones repetitivas.

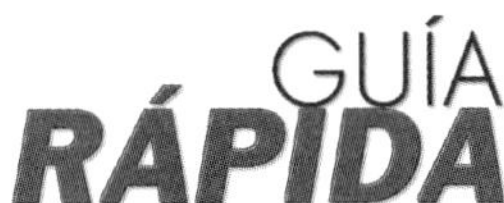

Inquietud y marcha errática

La marcha errática puede incluir recorrer la casa una y otra vez, caminar sin rumbo de un lugar a otro o abandonar el hogar. Hay muchas causas para esto, incluyendo un medio alterado, molestias físicas, frustración, aburrimiento o cambios físicos en el cerebro. Debido a la confusión, su ser querido puede estar buscando a un familiar o intentando realizar lo que antes era una tarea relacionada con su carrera. Aquí hay otras consideraciones:

- Piense en las razones por las cuales puede estar inquieto su ser querido. ¿Hay demasiado ruido en el ambiente? ¿Debe la persona realizar una tarea demasiado difícil? ¿Está aburrida? ¿Le causa inquietud el medicamento?
- Observe si hay patrones que puedan indicar una cierta hora del día o una actividad que causan el comportamiento. Su ser querido también puede estar indicando una necesidad como hambre, fatiga, necesidad de ir al baño, o un sentimiento de soledad o miedo.

- La marcha errática frecuente puede causar deshidratación. Ayude a su ser querido a permanecer hidratado ofreciéndole mucha agua durante el día.
- Lleve a su ser querido a caminatas frecuentes o hagan ejercicio juntos.
- Haga que la persona participe en actividades relacionadas con sus antiguos trabajos. Las tareas físicas, como cocinar, limpiar, barrer y rastrillar, también son útiles.
- Reduzca las bebidas que contengan cafeína, que pueden aumentar la inquietud.
- Disminuya el ruido de fondo y el estímulo excesivo que pueda hacer huir a su ser querido. Tenga una habitación tranquila disponible durante las reuniones grandes.
- Si su familiar pide ir a casa, den un paseo en coche, caminen alrededor de la manzana o salgan a comprar algún bocadillo.
- Considere si el caminar errático es en verdad un problema. Es posible que no valga la pena cambiarlo. Algunos medicamentos reducen esta conducta, pero pueden volver inmóvil a su ser querido. Es probable que desee evitar los fármacos a menos que la persona esté extremadamente ansiosa o agitada.
- En lugar de desanimar esta conducta, trate de hacerla más segura para su ser querido. Mantenga los lugares por donde camina la persona libres de objetos con los cuales ésta pudiera tropezar.
- Coloque señales indicando el baño y la recámara si su ser querido parece confundido o perdido.
- Mantenga las luces de noche encendidas en recámaras, pasillos y baños.
- Cierre las puertas hacia escaleras peligrosas.
- Elimine los detonadores que puedan hacer creer a su ser querido que es hora de salir, como sacos, sombreros y maletas.
- Avise a los vecinos sobre la enfermedad de su ser querido. Hay mayores probabilidades de que la gente ayude o le avise sobre cualquier conducta rara si sabe lo que sucede.
- Considere formas de asegurar su casa si su ser querido intenta abandonarla con frecuencia. Utilice tapetes con alarmas de presión —disponibles en tiendas de electrónica o de mascotas— o coloque campanillas en las puertas que conduzcan al exterior. Los candados a pruebas de niños o las manijas de presión también

pueden ser útiles. Algunos cuidadores colocan chapas que requieren llaves en las puertas exteriores o colocan pasadores fuera del alcance de la persona. Nunca deje solo en casa a su ser querido cuando use estas medidas.

- Si es posible, coloque una cerca alrededor de su jardín para crear un área segura para caminar en el exterior.
- Si su ser querido vive en una institución de asistencia, no es raro que la persona siga al personal cuando éste sale al final de su turno. Anime al personal a que salga en silencio, sin despedirse.

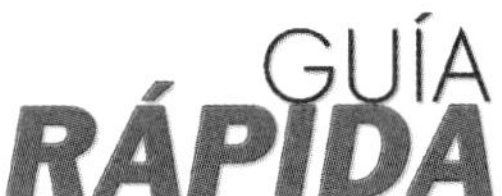

Trastornos del sueño

Las alteraciones de los patrones del sueño son comunes en la gente con Alzheimer. Estos trastornos pueden ser producto de la demencia progresiva, una enfermedad, los medicamentos o un medio mal adaptado. Tenga cuidado con los medicamentos para dormir, que pueden sólo empeorar la confusión. Si su familiar tiene dificultades para dormir, considere una de las siguientes técnicas:

- Trate de mantener una hora regular para acostarse como parte de la rutina diaria. Asegure a su ser querido que todo está bien.
- Indique a su familiar que es hora de ir a la cama. Bostece, estírese y diga: "Tengo sueño". Apaguen juntos las luces como parte del ritual nocturno.
- Evite discutir los planes para el día siguiente antes de acostarse. Es común que la gente con Alzheimer confunda el tiempo y comience a preocuparse.
- Evite los programas de televisión ruidosos y estimulantes antes de ir a la cama. En lugar de ello, pruebe a leer en voz alta, tocar música suave y calmante u ofrezca un tentempié ligero para ayudar a tranquilizar a su ser querido.
- Anime a su ser querido a usar el baño antes de ir a la cama.
- Si ponerse el pijama altera a su ser querido, utilice un juego de pants de algodón que pueda usarse de día y de noche.

- Deje que su ser querido duerma donde prefiera, ya sea un sillón reclinable o un sofá.
- Proporcione actividades nocturnas a la persona si parece poco probable que se duerma.
- Evite darle a la persona alcohol o cafeína, especialmente al final del día. Pero sea consciente de que dejar de manera abrupta la cafeína puede causar dolores de cabeza e irritabilidad.
- Anime a su ser amado a ejercitarse con regularidad, incluso realizando caminatas y labores domésticas, para eliminar el exceso de emociones.
- Considere cualquier cambio de medicamentos que pueda causar inquietud o problemas del sueño.
- Si el ruido de fondo evita que su ser querido duerma, trate de usar un generador de sonido neutro que produce un zumbido tranquilo que contrarresta el ruido.
- No impida las siestas durante el día, en especial si es el único descanso que obtiene su ser querido. Es mejor dormir durante el día que no dormir en absoluto.
- El exceso de sueño por lo general no es problema a menos que sea producto de la depresión, el aburrimiento o los medicamentos.

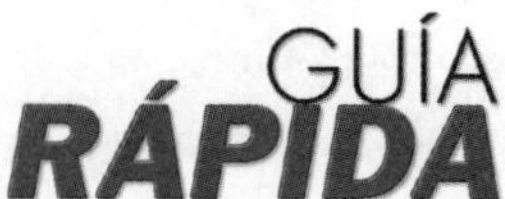

Terquedad o falta de cooperación

En ocasiones, la persona con enfermedad de Alzheimer puede rehusarse a obedecer peticiones simples. Es posible que no esté dispuesta a participar en actividades como bañarse o tomar sus medicamentos. A continuación damos algunas técnicas que pueden funcionar cuando enfrente la terquedad.

- Si su ser amado se rehusa a hacer algo, no insista e inténtelo más tarde utilizando una estrategia diferente. Trate de ser flexible. En general, nada tiene que hacerse de inmediato. Usted es más capaz de adaptarse a las situaciones que su ser querido.

- Intente realizar las tareas difíciles cuando la persona esté más alerta. Por ejemplo, que se bañe después del desayuno en lugar de justo al despertar. O quizá encuentre que lo inverso funciona mejor —puede ser más fácil intentar las tareas complicadas cuando aún está adormilado y es más difícil que se oponga.
- Quizá no le parezca necesario anunciar sus intenciones con anticipación. Caminen por la casa y simplemente deténgase en el baño. Tome las tareas con naturalidad. Decir sólo "Ven conmigo" puede ser mejor que explicar al ser querido que está a punto de tomar un baño.
- No haga preguntas que puedan contestarse con un sí o un no. Sólo diga: "Es hora de tomar un baño", en lugar de: "¿Te quieres bañar?".
- Ofrezca refuerzos positivos. Por ejemplo, podría decir: "Después de tu baño, tomaremos un pedazo de pastel". Cumpla sus promesas.
- Tenga un documento de apariencia oficial, con las órdenes del médico, para mostrar ante ciertas tareas difíciles.
- Trate que las cosas sean divertidas. Si su cara tiene expresión angustiada, es probable que su ser querido piense que viene una experiencia desagradable. Trate de considerar cada intento como un nuevo comienzo.
- Use música o bocadillos para que la experiencia sea más placentera para ambos. Trate de mantener el sentido del humor.

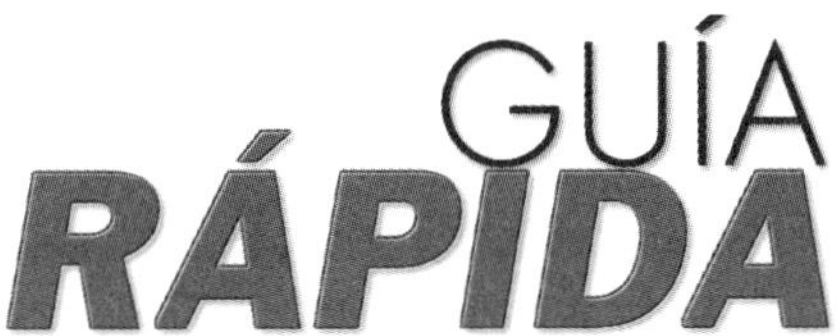

Asuntos o decisiones difíciles

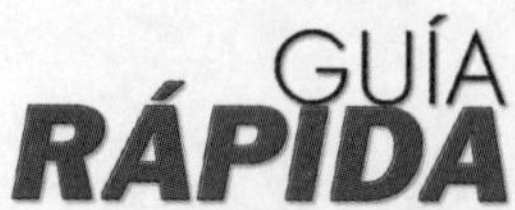

Elección de un nuevo estilo de vida

Es posible que su comunidad cuente con una variedad de opciones de vivienda para su ser querido, incluyendo alojamiento alternativo, instituciones de asistencia y asilos o instituciones de cuidados especializados. ¿Cómo elegir la opción correcta para su familia? Considere lo siguiente:

- Averigüe cuántas opciones están disponibles en su comunidad. Sus opciones pueden ser limitadas en las áreas rurales. Decida la distancia que está dispuesto a recorrer.
- Determine cómo pagará por los cuidados consultando a un planeador financiero o trabajador social. Investigue las opciones de pago disponibles en las instituciones de su localidad. Esto le ahorrará tiempo evitando explorar opciones que están fuera de su alcance.
- Determine las necesidades que tiene su ser querido. ¿Se trata de actividades de vida diaria, compañerismo, ayuda para caminar o tomar sus medicamentos, o un edificio seguro para evitar que salga y se pierda? Compare las necesidades de su ser querido con los servicios disponibles en las instituciones que le interesan.
- Visite más de una institución si es posible. Intente recorrer cada sitio más de una vez en horarios diferentes durante el día. Al recorrerlo, trate de hacer lo siguiente:
    - Observe cómo interactúa el personal con los pacientes. ¿Sonríen los empleados? ¿Llaman a los pacientes por su nombre?
    - Observe si hay actividades. Si no, ¿es la hora del descanso?
    - ¿Parece faltar personal en la institución? ¿Parecen demasiado apresurados los empleados?
    - Pida que le muestren un programa de comidas. Observe mientras se sirven los alimentos. ¿Interactúa el personal con los residentes durante las comidas?
    - Pregunte sobre la filosofía de la institución acerca del cuidado de la demencia. ¿Cómo maneja el personal las conductas difíciles? ¿Es seguro el lugar si se presenta la marcha errática?

- Entérese del proceso de admisión. Pregunte acerca de los criterios específicos de admisión y alta. ¿Tiene lista de espera la institución? En general, ¿cuánto tarda en estar disponible una cama?
- Pregunte sobre las opciones de pago disponibles. ¿Hay costos adicionales por servicios adicionales?

- Decida su opción u opciones principales. Pregunte si es posible poner a su ser querido en la lista de espera. Algunas instituciones pueden pedirle que haga un depósito para esto, pero muchas otras no solicitarán tal depósito en ese momento. No está obligado, bajo ninguna circunstancia, a tomar el cuarto cuando esté disponible, incluso si está en la lista de espera.
- Averigüe sobre la preparación con anticipación de una solicitud y otros trámites. El contacto previo con el personal de admisión puede ayudar a facilitar el proceso en caso de una emergencia.

El día de la mudanza

Una vez que haya decidido sobre un nuevo arreglo, puede iniciar el proceso de ayudar a su ser querido a ajustarse al nuevo ambiente. A continuación damos algunas recomendaciones para manejar la mudanza:

- Comparta con su ser querido la cantidad de información sobre el cambio que considere apropiada. Los expertos varían en sus consejos acerca de la decisión de cuánto y cómo debe decirse. Usted conoce mejor a su ser querido. Lo más importante es que haga aquello que considera es lo mejor para su situación. No hay una manera correcta de manejar el proceso.
- Es posible que piense en informar a su ser querido el mismo día de la mudanza, ya que la persona por lo general lo olvidará si se le informa antes.
- Procure que sus palabras sean simples: "Mamá, hoy te mudarás a una nueva casa".
- Evite dar demasiadas explicaciones. Por un lado, las explicaciones largas por lo general resultan incomprensibles para la persona y con frecuencia llevan a la frustración; y por el otro, casi siempre terminan generando una discusión. Es poco probable que convenza a su ser querido de la necesidad de mudarse a una institución de asistencia.
  - Estructure la explicación de la mudanza en términos que la persona comprenda. Utilice expresiones como: "Queremos que estés a salvo y estoy seguro de que tú también lo deseas", o "En el asilo podrás encontrar nuevas amistades".

- Agradezca a su ser querido por "comprender por qué es importante la mudanza".

- Reconozca los sentimientos de pesar, enojo, sufrimiento y pérdida. Quizá le sea útil disculparse. Una vez que haya reconocido los sentimientos dolorosos, trate de distraer a la persona con su actividad, bocadillo o música preferidos.
- Trate de conservar la calma y seguridad. En ocasiones, las familias descubren que el proceso es más difícil para ellas que para la persona con Alzheimer. Es posible que su ser querido lo observe de cerca para asegurarse de que la situación es segura. Si la familia está tensa, la persona puede percibirlo y angustiarse.
- Confíe en su decisión. Más de 90 por ciento de la gente con Alzheimer llega a vivir en un momento dado en asilos o instituciones de asistencia.
- Recuerde que los mejores días para la mudanza son de lunes a jueves, ya que el personal de las instituciones casi siempre está completo en estos días. Los viernes suelen ser muy agitados y están muy cercanos al fin de semana, cuando hay más visitas.
- Si es posible, lleve a su ser querido a su nuevo hogar antes del almuerzo o la cena. La comida le proporcionará una buena excusa para dejarlo ahí. Algunas familias le informan a la persona que ya se van, mientras que otras se escapan sin despedirse. Utilice su juicio y trabaje con el personal para decidir qué es mejor en su situación.
- Pida consejo al personal de admisión acerca del día de la mudanza. Es probable que dicho personal haya ayudado a muchas familias a través de este difícil proceso. Usted es el experto en su ser querido. Colaboren para crear un plan.
- Piense en decorar el nuevo alojamiento antes de la mudanza. Coloque en el cuarto objetos familiares como fotografías y adornos, para dar una sensación de identidad, seguridad y comodidad.
- Trate de cumplir anticipadamente con el papeleo, de manera que pueda concentrar su atención en tranquilizar a su ser querido.
- Decida con anticipación, y junto con el personal, cuánto tiempo permanecerá con la persona, ya que si permanece largo rato con ella puede proporcionarle un sentido de seguridad, pero puede impedirle que se aclimate al medio. Su ser querido y el personal necesita un tiempo para familiarizarse uno con otro.

- Lleve un álbum de fotos o libro de recortes con figuras e información acerca de la vida de su ser querido. Incluya sucesos, personas y pasatiempos importantes. Quizá también desee llevar un video o una grabación de audio de su voz, dándole mensajes de apoyo a su ser querido, para que el personal pueda reproducirlos.
- Ayude al personal a conocer a su ser querido proporcionándole información acerca de sus necesidades actuales de cuidado y sobre su historia personal. Una lista escrita tiene muchas mayores probabilidades de llegar a todo el personal, que la información verbal a sólo un miembro, quien quizá no tenga la oportunidad de compartirla con todos aquellos que trabajan con su ser querido.
- Sea benigno consigo mismo. Con frecuencia esto es lo más difícil que haya hecho nunca respecto a un miembro de la familia. Tómese un tiempo para hacer lo que tenga que hacer para sentirse mejor.

Visitas al asilo o la institución de asistencia

- Recuerde que no tiene la obligación de proteger al personal de las conductas difíciles de su ser querido o de seguir cuidando a la persona después de la mudanza. Ahora es parte de un equipo de cuidadores. Deje que el personal se encargue de algunos aspectos de la atención. Concéntrese en disfrutar las visitas y proporcionar amor, consuelo y seguridad cuando esté con la persona.
- Colabore con el personal para determinar cuándo y con qué frecuencia visitará a su ser querido. Asegúrese de usar este nuevo arreglo como una oportunidad para descansar de lo pasado.
- Cuando vaya de visita, espere muchos cambios. El nuevo hogar es un cambio de ambiente. Desde luego, es un reto acostumbrarse a un nuevo lugar. Con el tiempo, casi todas las personas con Alzheimer se ajustan.
- Por lo general, su ser querido no puede recordar la frecuencia ni la duración de sus visitas. No se extrañe si le pregunta: "¿Dónde has estado?" o "¿Por qué nunca me visitas?" sin importar cuánto tiempo ha transcurrido entre una y otra visita.
- Cuando sea hora de irse, casi siempre los familiares saben la mejor manera de despedirse. Un simple "Adiós, mamá, tengo algunos encargos que hacer. Volveré pronto", por lo general es lo mejor.
- Darle a la persona un objeto personal como una mascada o un gorro para que se lo "guarde hasta que vuelva" puede tranquilizarla.

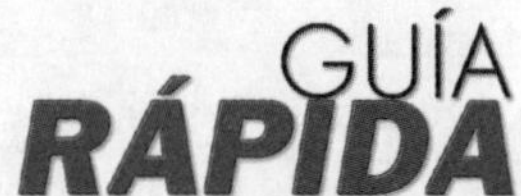

Decisiones sobre cirugía y tratamientos médicos

Cuando su ser querido recibe un diagnóstico de enfermedad de Alzheimer, puede ser difícil decidir tratar otros padecimientos que requieren tipos determinados de intervenciones, como cirugía de corazón o quimioterapia. Aquí hay algunas consideraciones:

- Los médicos especializados en un campo particular de la medicina, como cardiología o cáncer, pueden recomendar tratamientos para las afecciones en las cuales se especializan. Cuando se recomienda un tratamiento invasivo, es posible que también quiera discutir las opciones con un médico general o un neurólogo.
- La anestesia general, que se emplea para poner a la persona en estado de inconsciencia durante ciertas cirugías, por lo general hace que empeore la discapacidad cognitiva. En ocasiones la gente se recupera de este decaimiento, pero casi nunca es el caso. Pregunte al médico si es posible aplicar anestesia local o espinal en su lugar.
- Haga las siguientes preguntas al especialista para ayudarse a tomar una decisión bien informada:
  - ¿Cuál es el objetivo del tratamiento?
  - ¿Qué beneficios podría proporcionar?
  - ¿Afectaría las capacidades cognitivas de la persona?
  - ¿Cómo podría afectar el tratamiento la calidad de vida de la persona?
  - ¿Hay posibilidades de que la persona sufra dolor o náuseas por el tratamiento?
  - ¿Qué tanto podría asustar o confundir el tratamiento a la persona?
- Utilice las respuestas de las preguntas anteriores como ayuda para sopesar los beneficios del tratamiento contra sus aspectos negativos. Por ejemplo, la terapia electroconvulsiva (TEC) para la depresión puede afectar la memoria de su ser querido pero su calidad de vida puede mejorar, porque su estado de ánimo habrá mejorado. Ciertas cirugías pueden alargar la vida de la persona

pero disminuir su calidad de vida debido al dolor o la disminución de las capacidades cognitivas debido a la anestesia.

- Considere sus objetivos al ser cuidador. ¿Desea alargar la vida de la persona con el riesgo de reducir su calidad de vida? Al considerar los tratamientos, incluyendo medicamentos, recuerde que el Alzheimer es, finalmente, una enfermedad fatal.

Hospitalización

Ésta puede ser muy difícil para la gente con Alzheimer. Averigüe si se le puede proporcionar el cuidado como paciente externo o en casa.

- Si la hospitalización es inevitable, hable con los miembros del personal acerca de su ser querido. Esto puede ser útil si algunos de ellos no están familiarizados con la naturaleza del Alzheimer. Proporcione al personal una lista por escrito de la información importante acerca de su ser querido. Apoye las necesidades de su ser querido pero intente no abrumar al personal con demasiadas exigencias.
- Intente contar con la presencia de amigos y familiares hasta donde sea posible para que respondan las preguntas del personal y tranquilicen a su ser querido. Asegúrese de tomar descanso y cuidarse a sí mismo también.
- Vea si existe la opción de un cuarto privado. Lleve objetos familiares a la habitación, como fotos de la familia y su música tranquila favorita.
- Quizá necesite pedir en forma específica los servicios de un trabajador social que pueda ayudar a responder sus preguntas, abogar por su ser querido y hacer planes para que se le dé de alta. Los trabajadores sociales están capacitados para ayudarle a comunicarse con el personal del hospital y manejar las diversas redes profesionales implicadas en impartir cuidados.
- Pregunte al médico cuánto tiempo espera que su ser querido permanezca en el hospital. Pida una actualización diaria de la fecha de salida. Si recibe información contradictoria de los diversos médicos y enfermeras, pida al trabajador social que le ayude a aclarar la información.
- Asegúrese de comunicarse con el personal del hospital acerca de sus objetivos de cuidado, calidad de vida y manejo de los estados de ánimo y el dolor.

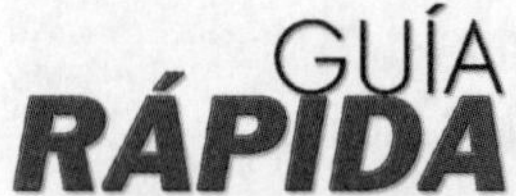

Cómo explicar la enfermedad a los niños

Las familias pueden optar por proteger a los niños del conocimiento de que un abuelo u otro familiar padece la enfermedad de Alzheimer. Pero es frecuente que los niños se den cuenta de que algo anda mal. El comportamiento de su ser querido puede asustarlos o inquietarlos, en especial si los pequeños no entienden por qué se da dicha conducta. Aquí presentamos algunas maneras para ayudar a involucrar y apoyar a los niños pequeños en estos momentos:

- Es probable que los niños necesiten ayuda para comprender lo que sucede. Comparta la información acerca del diagnóstico de Alzheimer usando términos que puedan entender. Esto ayudará a los menores a enfrentar emocionalmente los cambios de personalidad que ocurren en la gente con Alzheimer.
- Los niños pueden sentirse asustados, confundidos, apenados, enojados, tristes, solos o culpables. Asegúreles que su ser querido no puede evitar la forma en que actúa. No es culpa de la persona ni del niño.
- Los pequeños pueden tener muchas preguntas: ¿Me dará esta enfermedad? ¿Está loca la abuela? ¿Qué pasará después? Trate de responderlas con honestidad y tranquilizar a los niños lo más posible.
- Esclarezca los problemas y preocupaciones preguntando a los niños acerca de cualquier cambio que hayan observado en su ser querido. Ayúdelos a imaginar cómo se sentiría tener la enfermedad. Pídales su opinión sobre cómo mejorar el cuidado de la persona.
- Prepare a los niños para los cambios que vendrán cuando avance la enfermedad, como problemas de lenguaje, conductas difíciles e incapacidad de llevar a cabo las actividades diarias.
- Esté pendiente de cualquier señal de retraimiento, impaciencia, mal desempeño escolar, dolores de cabeza o de estómago u otros padecimientos menores. Pueden indicar que el niño tiene problemas para enfrentar el Alzheimer.
- Sugiera al menor formas para interaccionar con su ser querido: "La abuela tiene problemas para entendernos ahora, así que debemos ser amables y hablarle despacio y con voz suave".

- Proporcione actividades para que sus hijos y su ser querido las disfruten juntos, como hablar de los recuerdos mirando un álbum de fotos, escuchar música o enhebrar rosquillas de cereal en un cordón para colgarlos de un árbol y alimentar a los pájaros.
- Utilice libros y videos para facilitar y enriquecer su discusión con los niños. La sede local de la Asociación de Alzheimer de EUA puede ser una buena fuente de este tipo de materiales.

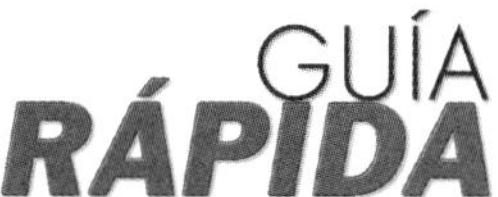

Planeamiento de las fiestas de fin de año

Quizá se pregunte cómo va a planear las fiestas si su ser querido tiene Alzheimer. Si la persona no puede participar en reuniones familiares grandes, ¿para qué organizarlas? ¿Debe modificar sus tradiciones? Considere lo siguiente mientras hace los preparativos para las celebraciones:

- Trate de establecer expectativas realistas para usted y su ser querido. Como cuidador, es probable que no tenga el tiempo o la energía para participar en todas las actividades como lo hacía antes. Quizá su ser querido no pueda manejar demasiado estímulo.
- Los cuidadores pueden sentirse presionados para hacer cosas, visitar gente o viajar cuando en realidad no desean hacerlo. Participe únicamente en aquello que le haga sentir bien. Concéntrese en pasarla bien con la gente que ama. No tenga miedo de disfrutar un tiempo solo y tranquilo ni de asistir a las celebraciones sin su ser querido.
- Es fácil sentirse culpable si el ser querido no puede participar en todas las festividades. Las familias pueden intentar comprometer en exceso a un ser querido. En realidad, al limitar y simplificar las actividades en que participa la persona, está cuidando sus mejores intereses.
- Dé prioridad a las tradiciones que le parezcan más importantes y elija las que puede descartar.
- Simplifique sus preparativos para las fiestas:
    - Una comida en su casa puede ser una opción si le pide a los demás que cada quien aporte un platillo.

  - Limite el horneado de pasteles y galletas; por ejemplo, haciendo dos o tres tipos de ellos, en lugar de una docena de variedades.
  - Para facilitar las cosas, considere hacer una carta navideña fotocopiada en lugar de tarjetas individuales hechas a mano.
- Modifique las actividades tradicionales para incluir a su ser querido en su nivel actual de capacidad:
  - Si asistir a los servicios religiosos abruma a su ser querido, haga que los miembros de la familia alternen la asistencia a servicios matutinos o vespertinos con su estancia en la casa. Cante canciones festivas y lea pasajes inspiradores mientras está en casa con la persona.
  - Preparen las galletas y pasteles juntos. Haga que su ser querido mida la harina, mezcle las pastas, haga bolas de masa o simplemente observe mientras usted trabaja. Utilice sus recetas favoritas y pídale consejo.
  - Hable sobre sus recuerdos favoritos de las fiestas.
  - Redacte, junto con la persona, los mensajes para las tarjetas o las cartas de este año.
  - Canten juntos canciones festivas o adivinen los nombres de las melodías de una cinta instrumental.
  - Haga que un niño lea en voz alta las historias favoritas o versos religiosos.
  - Den un paseo en auto por la ciudad para ver las decoraciones de la temporada.
  - Envuelvan juntos los regalos o haga que la persona pegue tarjetitas o moños.
  - Lean juntos las tarjetas que reciban. Hablen de recuerdos sobre las personas que las enviaron.
- Quizá sea más fácil para su familiar asistir a reuniones pequeñas y cortas durante toda la temporada, que a una sola fiesta grande.
- Si organiza la fiesta grande, reserve una habitación tranquila donde pueda relajarse la persona. Vigile el estímulo de la música, televisión, conversación y preparación de la comida. Si se vuelve muy ruidoso, haga que se calmen las cosas o anime a su ser querido a tomar un descanso en el cuarto tranquilo.
- Advierta a los visitantes acerca de su ser querido antes de que lleguen. Envíe una carta o haga una llamada telefónica para actualizarlos sobre los cambios en conducta de la persona desde su visita anterior. Proporcione recomendaciones sobre como interaccionar con la persona.

- La gente con Alzheimer se agota con facilidad a medida que avanza el día —una condición que a veces se llama "anochecimiento"— así que piense en organizar su celebración en horas tempranas.
- Mezcle la rutina acostumbrada de su ser querido con las actividades de la temporada. El cambio total de rutina o la alteración del aspecto del ambiente con adornos podrían confundir a la persona.
- Evite colocar dulces u otros adornos comestibles, o frutas y verduras artificiales, que podrían confundirse con bocadillos. Quizá deba evitar colocar luces intermitentes en el árbol o las ventanas, ya que es posible que aumenten la confusión.
- Evite ir de compras con su ser querido durante las tardes y fines de semana de las festividades, ya que estos son los horarios en que están más llenas las tiendas. Es preferible evitar por completo las tiendas y seleccionar sus regalos por catálogo.
- Decidir sacar al ser querido del asilo durante las festividades es difícil. Pruebe con una salida breve antes de la temporada para ver cómo resulta. Piense en cómo le fue el año anterior y cómo ha progresado la enfermedad desde entonces.
- Algunas personas en casas de asistencia se angustian cuando se alejan del ambiente que les es familiar. En ese caso, hacer que pequeños grupos de familiares visiten a la persona durante una o dos horas a lo largo del día, o de preferencia a lo largo de varios días, puede ser lo mejor. Asegúrese de proporcionar periodos de descanso entre las visitas.
- Algunos cuidadores organizan una gran comida en su casa, y prefieren visitar al ser querido en el asilo en algún momento de ese día. Luego, al día siguiente, llevan a la persona a casa para una reunión más pequeña y una cena de recalentado.
- Piense en unirse a las actividades de celebración planeadas por la institución de asistencia o el asilo.
- No se extrañe de sentir emociones diversas a lo largo de la temporada de fiestas. Las celebraciones pueden ser dolorosas al mismo tiempo que placenteras. Prepárese para el decaimiento posterior. La fluctuación de sus emociones es normal. Trate de trabajarlas tomando un descanso o compartiéndolas con un amigo o un grupo de apoyo.

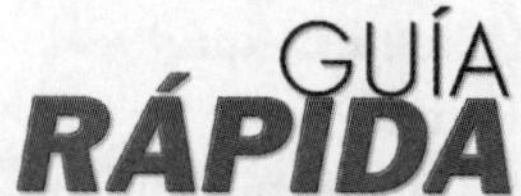

Cómo informar a los demás sobre el diagnóstico

Los cuidadores con frecuencia se preguntan a quién deben informar acerca del diagnóstico de Alzheimer y cuándo hacerlo. Este momento puede asustar a su ser querido. Usted puede sentirse dividido entre el deseo de proteger la dignidad de su ser querido y el de compartir el momento por el cual atraviesa. Considere las siguientes sugerencias:

- Si el médico no le informó a su familiar sobre el diagnóstico, su primera decisión puede ser lo que debe decir a la persona. Considere su nivel de discapacidad. Si cree que su ser querido no comprende el diagnóstico o sospecha que es incapaz de enfrentarlo debido a su padecimiento, quizá decida no revelar los resultados. También puede describir el diagnóstico como un problema o trastorno de la memoria en lugar de usar las palabras "enfermedad de Alzheimer".
- Si su ser querido tiene una discapacidad leve y se le habló sobre el diagnóstico, trate de incluir a la persona en la decisión de a quién se le informará.
- Inicie el proceso creando una lista de la gente que muy probablemente le apoyaría si le informa sobre el diagnóstico. Una red fuerte de apoyo es una parte importante de los cuidados. Es menos probable que la gente ofrezca ayuda si no sabe qué está mal.
- Notificar a los vecinos puede tener especial importancia. Hay más posibilidades de que le avisen o le ofrezcan ayuda a su ser querido si notan un comportamiento extraño o si la persona parece perdida.
- Piense en escribir una carta con información específica acerca del diagnóstico y los signos y síntomas que presenta en ese momento su ser querido. Comente en la carta la manera en que cree que la enfermedad afectará sus vidas en el futuro y especifique las maneras en que puede prestarle apoyo la gente.
- Con frecuencia, entre más claro se es al describir las necesidades, hay más probabilidades de que la gente pueda proporcionar ayuda. Por ejemplo, puede decir: "Siempre estamos buscando personas que nos lleven en su auto a las citas con el médico o que ayuden con el trabajo del jardín".

- Asegúrese de incluir sus propias necesidades lo mismo que las de su ser querido. Incluso si su ser querido ya no puede participar en forma directa en la conversación, es probable que usted agradezca la visita de alguien que le dé apoyo emocional o ayuda práctica.
- Piense en escribir una actualización cada tres a seis meses para mantener a los amigos y la familia enterados del estado en el cual se encuentran usted y su ser querido. La oficina local de la Asociación de Alzheimer puede proporcionarle material escrito acerca del proceso de la enfermedad que podría incluir en sus cartas.

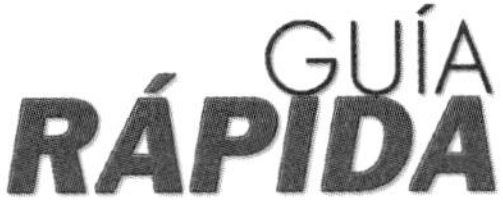

Cuando la persona ya no puede manejar

Conducir un auto y el Alzheimer siempre constituyen una combinación arriesgada. Llegará el momento en que la persona que recibe el diagnóstico de la enfermedad necesitará dejar de manejar. Cuanto antes deje de manejar generalmente es mejor. En raras ocasiones, la persona optará por entregar las llaves de manera voluntaria. Por lo general, la decisión recae en el cuidador. Los siguientes son algunos consejos para ayudarle a tomar la decisión y facilitar la transición para su ser querido:

- Puede comenzar por mantener un registro escrito de cualquier cambio en las conductas de manejo de su ser querido.
- Usted o el médico pueden comunicarse con el departamento estatal de tránsito para solicitar una prueba de manejo para su ser querido. Algunos estados requieren que los médicos informen de los diagnósticos de Alzheimer a este departamento.
- Su ser querido puede necesitar estar informado sobre la decisión de dejar de manejar. Recuerde, sin embargo, que la enfermedad de Alzheimer afecta la capacidad de razonar. No invierta demasiado tiempo en tratar de convencer a la persona de las razones por las cuales ya no puede conducir. Una declaración simple puede ser lo mejor.
- Conducir un auto es símbolo de autonomía. Renunciar al automóvil puede ser una pérdida tremenda para su familiar. Déle un tiempo de duelo. Reconozca las emociones de su ser querido.

- Cuando la persona pida manejar, evite un "no" directo. Dígale que le gustaría manejar, que tomará una nueva ruta, que se merece el descanso o que el médico no le recomienda manejar debido a problemas del corazón u otra enfermedad.
- Fuera de vista significa fuera de la mente. Estacione el auto donde su ser querido no pueda verlo. Esconda las llaves, y si a la persona le gusta traer un juego de llaves, proporcione sustitutos que no funcionen.
- Es posible que su ser querido siga disfrutando los paseos en el auto de la familia. No obstante, si un vehículo familiar lo incita a desear conducir, quizá prefiera vender el coche y reemplazarlo con un tipo y modelo diferentes. Es probable que la persona permita que alguien más maneje si el auto no le es familiar.
- Pida ayuda para aprender a inutilizar el coche. Los autos de modelos más viejos se pueden inutilizar con facilidad quitando la tapa del distribuidor. Es posible que un mecánico sea capaz de instalar un interruptor que deba ser desactivado para poder arrancar el coche. Y, desde luego, también puede desconectar la batería.
- Si su ser querido tiene un mecánico particular, asegúrese de avisarle en caso de que su familiar le pida ayuda para arrancar el auto.
- Sustituya la licencia para manejar con una tarjeta de identificación con fotografía. Esta identificación se puede conseguir a través del departamento de tránsito.
- Busque medios alternativos de transporte como camiones para personas mayores, taxis y transporte público. Haga arreglos para que familiares y amigos lleven a la persona en sus autos. Comuníquese con la Agencia del Envejecimiento del área o la Asociación de Alzheimer para averiguar las opciones de transporte en su comunidad.
- Tenga presente que, a medida que la enfermedad de Alzheimer progrese, es probable que su ser querido sienta menos necesidad de dejar el medio seguro y familiar de su hogar. Llegará el momento, por ejemplo, en que será más fácil hacer los recados para la persona que llevarla a la tienda.
- Use un grupo de apoyo para cuidadores para ayudarse a enfrentar su propia reacción respecto de la incapacidad para manejar de su ser querido y para recibir sugerencias adicionales para lograr que la persona deje de hacerlo.

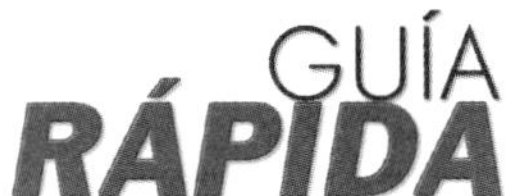

Cuando la persona ya no puede vivir sola

¿Cómo saber cuando la persona ya no puede vivir sola? No hay una respuesta clara. Será diferente para cada familia. Usted conoce la situación mejor que nadie. Confíe en su instinto, pero no tema pedir ayuda a familiares, amigos y profesionales que pueden ayudarle. Necesitará mucho apoyo. Las siguientes son algunas recomendaciones generales:

- Esté pendiente de los signos de advertencia en el comportamiento de su ser querido. Estos aspectos sobre la seguridad pueden indicar que la persona ya no puede vivir sola:
    - ¿Se siente angustiada, sola o temerosa de estar sola? ¿Sale de la casa sin rumbo fijo?
    - En la cocina, ¿deja las parrillas encendidas o la comida sobre el aparador? ¿Está fresca y bien cubierta la comida dentro del refrigerador?
    - ¿Toma sus medicamentos de manera confiable?
    - ¿Nota usted olores o incontinencia?
    - ¿Se viste la persona de manera adecuada al clima cuando sale de casa?
    - ¿Sabría la persona qué hacer en una emergencia?
    - ¿Están cubiertas las necesidades físicas, emocionales y sociales de la persona?
- Considere la salud y el bienestar del cuidador primario. Determine si los recursos adicionales a domicilio podrían aliviar el estrés y ayudar a cubrir las necesidades de su ser querido.
    - Utilice los grupos de apoyo para cuidadores.
    - Considere si están disponibles familiares o amigos que proporcionen ayuda práctica en la administración de los cuidados.
    - Es posible que existan servicios profesionales que proporcionen ayuda a domicilio. Localice estos servicios a través de su Agencia de Envejecimiento del área o la Asociación de Alzheimer.
- Algunos cuidadores esperan a que se dé una crisis antes de buscar opciones alternativas de asistencia. La salud de su ser

querido, y la suya propia, son impredecibles. No espere a una crisis para hacer planes. Averigüe qué recursos hay en su comunidad antes de que necesite sus servicios.

- Internar a su ser querido en un asilo o una casa de asistencia puede ser inevitable si:
  - La persona presenta una necesidad que requiere de cuidado médico especializado, como estar conectado a un equipo de vía intravenosa o a oxígeno, cuidado de heridas o inyecciones frecuentes.
  - Su ser querido se fractura la cadera o debe permanecer en cama.
  - El cuidador primario queda incapacitado física o emocionalmente para proporcionar los cuidados, ya sea por agotamiento, enfermedad o muerte.
- Internar a su ser querido en un asilo o una casa de asistencia puede tener beneficios, incluyendo:
  - Personal entrenado para dar cuidado personal, actividades y cubrir necesidades médicas.
  - Alivio de los cuidados diarios, lo cual le permite pasar más tiempo de calidad con su ser querido.
  - La oportunidad para que su ser querido socialice con otras personas.
  - Tiempo para cubrir sus propias necesidades. Cuando usted se ocupa de sus propias necesidades, tiene más energía para concentrar la atención en su ser querido.

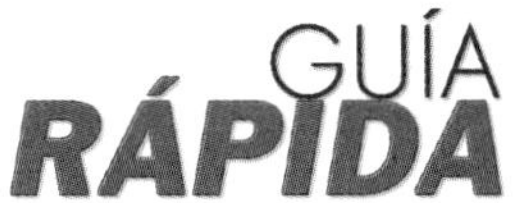

Cuando la persona ya no puede manejar dinero

Dado que la enfermedad afecta la memoria, el juicio y el razonamiento, el Alzheimer hace que la gente sea vulnerable al abuso financiero. Su ser querido puede regalar o gastar grandes sumas de dinero, o no reconocer si alguien se está aprovechando de sus finanzas. Para proteger las propiedades de su ser querido, considere lo siguiente:

- Conozca las leyes de su estado acerca de cómo convertirse en un conservador o guardián financiero, o trate de encontrar un familiar o profesional de confianza para que sirva en esta capacidad.
- Asegúrese de que alguien mantiene bajo estrecha vigilancia los estados de cuenta. ¿Está la persona retirando grandes sumas de dinero o girando muchos cheques? Avise a alguien en el banco acerca del diagnóstico y pida a esta persona que le avise si nota actividades sospechosas.
- Esté pendiente de aquellos signos que indiquen que su ser querido puede estar comprando grandes cantidades de algún artículo o guardando efectivo en escondrijos en toda la casa.
- Finalmente tendrá que limitar o eliminar el acceso de su ser querido al dinero, las cuentas de banco y la toma de decisiones financieras. Deberá hacer esto cuando note que la persona se confunde al hacer el balance de las chequeras y pagar las cuentas, o tiene mal juicio respecto a sus gastos.
- La mayoría de la gente con Alzheimer se siente más segura si sigue teniendo algo de efectivo en sus carteras o monederos. Puede proporcionarle un poco de dinero a su ser querido, pero no le dé una cantidad mayor de aquella que no le importaría perder.
- Comuníquese con su Agencia de Envejecimiento del Área, la Asociación de Alzheimer o el grupo de apoyo para cuidadores para que le ayuden a tomar cargo de los asuntos financieros.

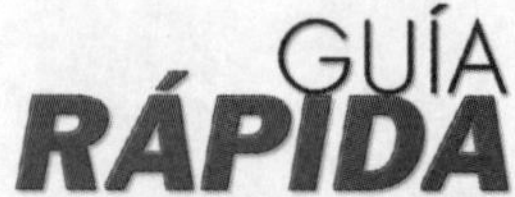

Cuando la persona ya no puede trabajar

El trabajo es una forma para contribuir algo a nuestra sociedad y conectarnos con el mundo. Éste puede ser integral para nuestra comprensión de quiénes somos como individuos y apoya nuestro sentido de autoestima. Algunas personas con Alzheimer son capaces de seguir trabajando durante un corto tiempo con ayuda. Optar por dejar de trabajar y dar fin a su carrera puede ser un proceso doloroso, en particular para las personas más jóvenes que padecen la enfermedad. Las siguientes ideas pueden ayudar a su ser querido durante este tiempo.

- Piense en informar al jefe de la persona lo más pronto posible si ésta recibió un diagnóstico de Alzheimer. Pregunte si sus tareas pueden simplificarse o es posible reducir las horas de trabajo. Quizá sea más fácil para su ser querido dejar su empleo poco a poco en lugar de renunciar de manera abrupta.
- Quizá su ser querido presente sentimientos mixtos acerca de informar a sus colaboradores sobre el diagnóstico, pero decirlo a los demás aumenta la probabilidad de que proporcionen la ayuda necesaria. Ofrezca a la persona acompañarla cuando se informe a los demás del diagnóstico. Si es apropiado, manténgase en contacto con los compañeros de trabajo y téngalos informados de cualquier situación nueva.
- Mantener una rutina consistente puede ayudar a su ser querido a funcionar sin confiar demasiado en sus habilidades de memoria. Trate de arreglar un programa de trabajo que no tenga fluctuaciones dramáticas.
- Recuerde que el Alzheimer afecta el juicio, el planeamiento, el tiempo de reacción y las habilidades para resolver problemas. Piense si el trabajo requiere tomar decisiones que podrían amenazar la seguridad de su ser querido o de los demás. Vea si es posible que se reasignen a su ser querido tareas más fáciles.
- Es posible que la incapacidad de trabajar en el medio actual cause en su ser querido una pérdida del sentido de valor personal y de identidad. Trate de darle apoyo durante esta temporada.

Reconozca los sentimientos dolorosos. Consuele a su ser querido hablando de la importancia que éste tiene en su vida.

- Identifique maneras de fomentar el sentido de logro y contribución para la sociedad de su ser querido. Busque otras actividades en las que pueda participar. Anime a la persona para que intervenga en las actividades domésticas pidiéndole ayuda: "Trabajas tan bien mamá. Me encantaría que me ayudaras a doblar estas toallas".
- Pruebe con los programas de cuidado para ancianos en su área. Quizá su ser querido puede asistir a un centro durante las horas regulares de trabajo y participar en actividades en un medio comunitario. Muchos cuidadores encuentran útil designar este tiempo como "ir al trabajo".
- Observe si hay signos de depresión a medida que se deterioran las capacidades de trabajo. Estos signos incluyen cambios en el apetito y los patrones del sueño. Otros signos característicos son el llanto y enojo excesivos. Comparta cualquier preocupación con el médico.
- Acepte el apoyo de su familia y sus amistades durante este tiempo difícil. Pida ayuda cuando la necesite.

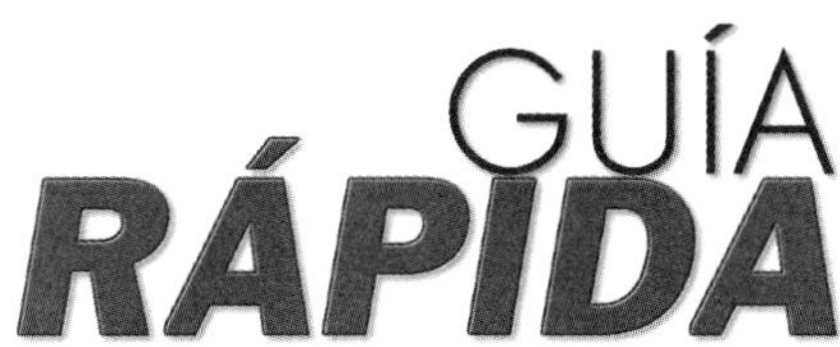

Preocupaciones médicas comunes

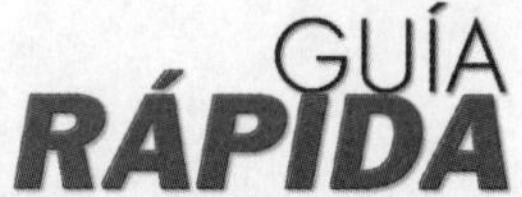

Deshidratación

La gente con Alzheimer puede olvidar beber suficientes líquidos y deshidratarse. La deshidratación puede causar confusión, mareos, estreñimiento o diarrea, fiebre y aceleración del pulso.

- Anime a su ser querido para que beba muchos líquidos, en general cerca de ocho vasos al día. Esto puede incluir agua, té, café, jugo o leche.
- Mantenga un vaso de agua o la bebida favorita cerca de su ser querido todo el día. Proporcione recordatorios amables: por ejemplo, "¿Sabe bien tu jugo?" o bien "¿Está lo bastante fría tu agua?".
- Las bebidas que contienen cafeína pueden incrementar la ansiedad y el insomnio. Si opta por disminuir el consumo de cafeína de su ser querido, elimine poco a poco las bebidas que la contengan, porque de lo contrario pueden darse síntomas de abstinencia de esta sustancia como dolores de cabeza.
- Si su ser querido estaba acostumbrado a beber café a lo largo del día, trate de servir las bebidas frías en una taza para café.
- Si la incontinencia es un problema, es posible que no desee fomentar el consumo de líquidos después de la cena. No obstante, no elimine por completo los líquidos debido a dicha incontinencia, ya que esto puede causar deshidratación, infecciones de vejiga y otras complicaciones.

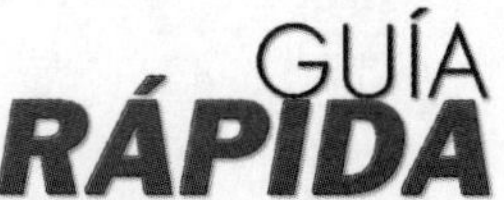

Dolor

Aunque es posible que la enfermedad de Alzheimer no cause dolor, su ser querido puede llegar a sentir dolor debido a muchas otras causas, como cólicos, lesiones por presión y torceduras, e incluso por ropas apretadas. Los problemas se dan a medida que la persona va perdiendo la capacidad de expresar con palabras lo que la lastima.

- Esté pendiente de expresiones faciales y del lenguaje corporal para detectar señales de dolor. Por ejemplo, hacer muecas, retroceder o alejarse bruscamente del tacto puede indicar que su ser querido está incómodo.
- La persona puede ser incapaz de indicar dónde le duele. Utilice los momentos en que su ser querido se baña o se viste para detectar inflamaciones, enrojecimiento, lesiones u otras señales de dolor o daño.
- A veces, las quejas por dolor pueden indicar problemas emocionales como depresión, aburrimiento o fatiga.
- Hable con el médico acerca de un régimen de manejo del dolor que sea seguro para su ser querido.

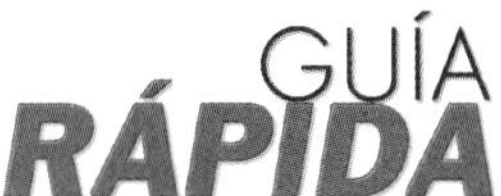

Infección de la vejiga o de las vías urinarias

La infección de las vías urinarias (IVU) se presenta con frecuencia cuando hay bacterias en la vejiga o la uretra, esto es, el tubo que transporta la orina desde la vejiga. En circunstancias normales, las bacterias son arrastradas hacia fuera al orinar.

- Una IVU puede causar dolor al orinar, fiebre, mayor confusión, sangre en la orina y fatiga.
- Considere la posibilidad de una IVU si su ser querido sufre un cambio repentino de conducta, como mayor enojo, confusión o somnolencia.
- En la etapa tardía del Alzheimer, las IVU son causa principal de muerte. Esto se debe a que el cuerpo es incapaz de combatir la infección cuando la persona permanece todo el tiempo en cama.
- Si sospecha que su ser querido tiene una IVU, el médico puede realizar un análisis de orina para detectar bacterias dañinas. La IVU por lo general se trata con antibióticos.

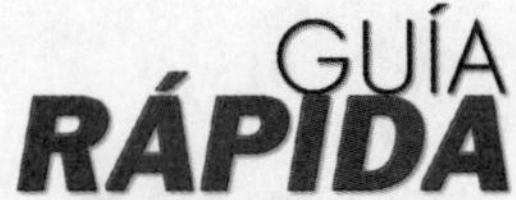

Caídas

Algunos estudios han demostrado que la gente con Alzheimer sufrirá por lo menos una caída durante el curso de la enfermedad. Asimismo, tienen el doble de probabilidades de padecer una fractura de cadera que las personas de su edad que no tienen Alzheimer.

- Es probable que restringir físicamente a su ser querido no evite las caídas y de hecho puede incrementar la posibilidad de que se lastime. Algunas caídas son inevitables.
- Es muy posible que su ser querido olvide pedirle ayuda cuando desee levantarse, incluso si usted se lo recuerda con frecuencia. Trate de poner un letrero en una bandeja para el regazo que diga: "Permanece en tu silla. En seguida vuelvo".
- Haga que la persona se siente en el borde de la cama unos momentos antes de que intente ponerse en pie.
- Los barandales son estructuras metálicas que se levantan alrededor de la cama para evitar las caídas. El uso de dichos barandales se ha discutido mucho. Algunas personas piensan que pueden evitar que su ser querido se caiga al rodar de la cama; además, impiden que se levante y caiga. No obstante, se ha visto que algunas personas con Alzheimer trepan sobre el barandal y se caen, o se lastiman al atorarse entre los barrotes. Es posible que el estado donde reside tenga directrices que atañen al uso de estos barandales. También, si vive en un asilo, puede requerirse que indique su preferencia.
- En caso de una caída, trate de permanecer tranquilo. Siéntese con su ser querido para determinar si se hizo daño. Busque señales de enrojecimiento, inflamación, contusiones o huesos rotos. Si piensa que se rompió un hueso o se produjo un daño en la cabeza, pida ayuda médica de emergencia. Si la persona parece no haber sufrido daño, espere un rato y anímela a pararse sola en lugar de tratar de levantarla.
- Si trata de levantar a la persona, ponga sus manos bajo las axilas y use las piernas para impulsarse en lugar de la espalda. Trate de que un vecino o familiar esté listo para acudir en su ayuda. Recuerde que no podrá cuidar a su ser querido si usted se lastima.

- Mantenga los pasillos libres de estorbos y bien iluminados. Utilice cinta para alfombras para fijar los tapetes al suelo. Piense en instalar barandales a lo largo de escaleras y pasillos. Coloque numerosas luces nocturnas para guiar a la persona después del anochecer, en especial hacia el baño.
- Un fisioterapeuta puede ayudarle a determinar si la persona se beneficiaría con el uso de una andadera u otro aparato y cuál sería el mejor tipo para sus necesidades.
- Los barandales, parches antiderrapantes y las regaderas de teléfono ayudarán a reducir la probabilidad de las caídas durante el baño.
- Los cambios en el color o la textura del piso pueden provocar caídas. Por ejemplo, las manchas oscuras en el patrón de la alfombra o el mosaico pueden ser percibidas como agujeros por una persona con Alzheimer.
- Los colores contrastantes pueden ayudar a su ser querido a localizar el excusado y la tina con mayor facilidad. Por ejemplo, puede ser más fácil distinguir dichos muebles si son oscuros y el piso es claro, que si todo es blanco.

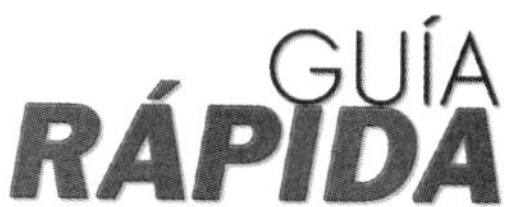

Cuidado dental

La gente con Alzheimer puede descuidar la higiene dental y desarrollar infecciones bucales. El mal cuidado dental también puede afectar la nutrición.

- Informe al dentista acerca del diagnóstico de Alzheimer. Algunos odontólogos tienen más experiencia trabajando con personas con demencia. Pida referencias a un grupo de apoyo.
- Asegúrese de que el dentista sea consciente de todos los medicamentos que está tomando la persona. Algunos fármacos pueden causar resequedad en la boca u otros problemas que podrían afectar la salud dental.
- Ayude a su ser querido a cepillarse los dientes después de cada comida. Su dentista debe ser capaz de proporcionar ayudas

dentales como los hisopos bucales que se pueden emplear en lugar de un cepillo dental. Pida sugerencias al odontólogo si su ser querido se rehúsa a abrir la boca.

- Dé instrucciones simples y por pasos para cepillar los dientes: "Quita la tapa de la pasta de dientes. Bien, ahora aprieta el tubo. Bueno, ahora cepilla tus dientes de arriba".
- Cepíllese los dientes al mismo tiempo para poner el ejemplo.
- Ayude a su ser querido a sujetar el cepillo poniendo una manija de bicicleta o papel de aluminio. También puede envolver una cinta de Velcro alrededor de la mano de la persona y sujetar el cepillo dentro de la cinta.
- Si está ayudando a su ser querido a cepillarse, utilice una cuchara para separar con cuidado la mejilla de las encías y poder ver los dientes.
- Fomente el consumo de frutas y verduras crudas en las comidas. Además, sugiera que la persona se enjuague la boca con agua después de comer, en particular si tiene dificultad para cepillarse los dientes.
- Algunos cuidadores prefieren que su ser querido deje de usar dentadura postiza a medida que la enfermedad progresa, así es que proporcionan a la persona una dieta blanda. Un dietista puede ayudarle a cubrir las necesidades específicas de su situación.
- Rehusarse a comer es con frecuencia una indicación de que la persona tiene heridas bucales o dentaduras mal ajustadas. Pida ayuda a su dentista.

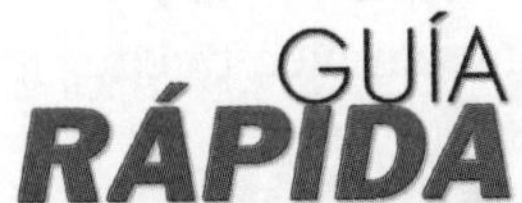

Lesiones por presión

Éstas pueden ocurrir si su ser querido se queda sentado o acostado durante horas en la misma posición. Los huesos desgastan a los músculos y a la piel cuando el cuerpo no se reajusta con regularidad, lo que se logra con el movimiento.

- La aparición de piel inflamada, en particular en los sitios en que el cuerpo está en contacto con la silla o la cama, es un signo de advertencia de que su ser querido comienza a tener lesiones por presión. Busque ayuda médica si está preocupado acerca de una mancha sospechosa en la piel. Llega un momento en que, si no se tratan, las áreas rojas se pueden convertir en heridas abiertas con el hueso expuesto.

- Es común que las lesiones por presión se localicen en rodillas, codos, caderas, talones, hombros, omóplatos, espina, glúteos y tobillos. Asegúrese de que su ser querido no se apoye en ningún punto que esté tomando un color rojo.
- Si la persona es sedentaria, cambie su posición de manera que reduzca la presión en ciertas partes del cuerpo. Trate de hacer esto cada dos horas. Coloque almohadas entre las rodillas y tobillos cuando la persona se recueste sobre su costado. Utilice cojines de hule espuma o gel para proteger las áreas vulnerables.
- Contrate ayuda profesional de salud a domicilio para proporcionar cuidados personales y que le auxilien a mover a su ser querido. Pregúnteles con qué frecuencia conviene cambiar la posición de su ser querido en el transcurso del día y de la noche.
- La mala nutrición o la ropa mal ajustada pueden colocar a la persona en mayor riesgo de contraer lesiones por presión. Por ejemplo, asegúrese de que las ropas sean cómodas y de la talla adecuada.

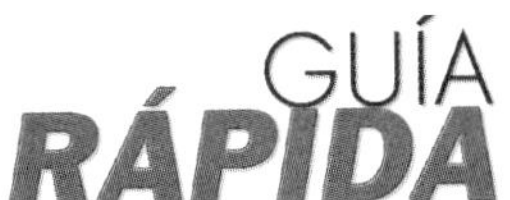

Ahogamiento

Si su ser querido tiene dificultad para comer o tragar, la comida mal masticada puede alojarse en la garganta o en la tráquea, y estará en peligro de ahogarse. Con gran frecuencia los alimentos sólidos, como la carne, son la causa.

- Una mano sujetando la garganta, con los dedos y el pulgar extendidos, es signo universal de ahogamiento. La cara de la persona tomará una expresión de pánico, los ojos pueden desorbitarse y la persona puede jadear o luchar por tomar aire.

- Trate de asegurarse de que la cabeza de su ser querido está ligeramente inclinada hacia adelante mientras come. Inclinarse hacia atrás puede empeorar los problemas para comer.
- Use alimentos suaves y espesos para facilitar el proceso de deglución. Si licúa la comida, use un producto llamado espesante de alimentos, que carece de sabor y ayuda a homogeneizar la textura de estos. Por ejemplo, si licúa fresas, la fruta puede separarse en pulpa y líquido, aumentando las probabilidades de ahogamiento. El uso de un espesante suavizará la textura de las fresas y facilitará su deglución.
- Esté preparado para las emergencias. Pregunte a alguna enfermera acerca de algunas técnicas para ayudar a su ser querido en caso de que se esté ahogando. Prepárese para usar estas técnicas si su ser querido no puede respirar, hablar o toser.
- Para mayor información sobre cómo ayudar a la persona si padece dificultades para comer, vea la sección de la Guía Rápida sobre comida y nutrición.

Parte 4

Los cuidados en la enfermedad de Alzheimer

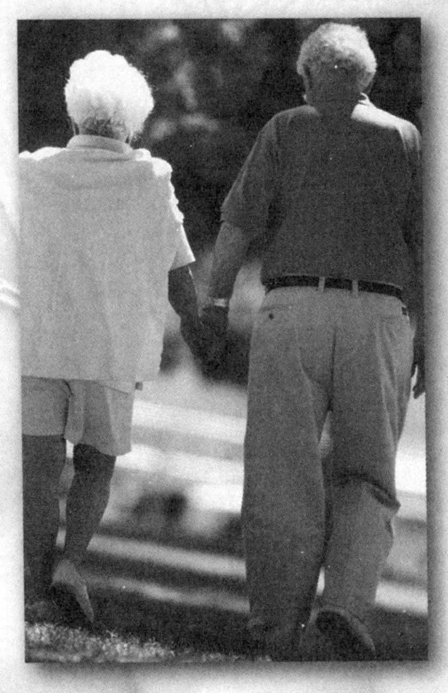

Capítulo 8

Cómo convertirse en cuidador

Un cuidador es la persona que se responsabiliza de las necesidades de otra persona, ya sea en forma permanente o temporal. Esto puede incluir cuidados médicos y físicos, lo mismo que compañía y apoyo emocional. Es posible que el cuidador deba tomar importantes decisiones sobre el tratamiento, solicitar servicios médicos y representar los intereses de su ser querido. Al mismo tiempo, el cuidador deberá atender sin distracción su propia salud mental y física, así como sus responsabilidades profesionales, incluidas sus tareas como padre o madre.

Explicar todos los aspectos del papel del cuidador está más allá del alcance de este libro. No obstante, en el apéndice "Recursos adicionales" encontrará información más detallada al respecto. Por lo pronto, éste y los siguientes capítulos ofrecen un esbozo de aspectos básicos para ser cuidador.

Pasos iniciales

Si un miembro de la familia recibe el diagnóstico de enfermedad de Alzheimer, es posible que al principio usted se sienta anonadado. Dé tiempo para digerir dicho diagnóstico, ya que es probable que tenga una variedad de reacciones emocionales por la noticia, tales como tristeza, incredulidad, enojo y culpa. Una vez que se haya dado tiempo para aceptar el diagnóstico, es posible que inicie el proceso de convertirse en cuidador. A continuación presentamos algunas medidas que puede tomar.

Reúna información

Aprenda sobre el Alzheimer de manera que pueda comprender el proceso de la enfermedad y encontrar formas creativas para enfrentar sus síntomas. Hable con el médico y otros profesionales de la salud. Lea toda la literatura que pueda sobre el tema. La información puede ayudar a planear el futuro y ajustarse a los cambios que la enfermedad traerá a su relación con su ser querido.

La Asociación de Alzheimer de EUA

Es una organización no lucrativa dedicada a proporcionar apoyo y educación a la gente con Alzheimer, sus familias y cuidadores. La asociación fue creada hace más de 20 años por familiares de gente con la enfermedad. La Asociación de Alzheimer cuenta con numerosas sedes locales en todo el territorio estadounidense. Para encontrar la sede más cercana, comuníquese a la oficina nacional en el 800-272-3900 o en la página *www.alz.org*.

Prepárese para tomar decisiones sobre cuidados de la salud

Si su ser querido aún puede tomar decisiones, es el momento para hablar sobre sus deseos y sobre los cuidados de su salud. ¿Es preferible una vida más larga que la calidad de vida? Si el tratamiento puede prolongar la existencia de su ser querido, pero ésta irá acompañada de dolor, inmovilidad o insatisfacción, ¿debe emplearse el tratamiento? Cualquiera que sea la respuesta puede preparar un testamento vital especificando las preferencias de la persona acerca de la resucitación cardiopulmonar (RCP), la alimentación por sonda y otros tratamientos médicos. Para ello, es recomendable consultar la sede local de la Agencia del Envejecimiento para que lo refiera a un profesional para que lo oriente en la elaboración del testamento vital.

Prepare los documentos legales

Tan pronto como le sea posible, asegúrese de que su ser querido haya completado los documentos oficiales otorgando un poder legal duradero a un amigo de confianza, familiar o profesional. *Duradero* significa que el poder permanece en vigor después de que su ser querido ya no esté en condiciones para tomar decisiones. El poder legal para el cuidado de la salud otorga a la persona nombrada el derecho de tomar decisiones importantes respecto a la salud como internar a la persona en un asilo o casa de asistencia. El poder legal para las finanzas permite a la persona designada firmar cheques, vender propiedades y manejar todos los demás asuntos financieros.

Comunicación del diagnóstico a los demás

Es posible que usted y su ser querido luchen con la decisión de a quién comunicarle el diagnóstico. Quizá desee proteger la intimidad de la persona preguntándose lo que pensarían los demás sobre estas noticias; también es probable que su ser querido no se quiera sentir "bajo el microscopio" con los demás observando la aparición de signos de la enfermedad, pero a medida que el mal avance será más difícil ocultar el diagnóstico, ya que los cambios cognitivos y de conducta se vuelven aún más evidentes.

Por tanto, en la medida en que otros sean conscientes de la situación, habrá mayores posibilidades de explicar el comportamiento de la persona que padece Alzheimer y de recibir ayuda, en particular si proporciona información sobre sus necesidades específicas. Ello, además, evitaría confusión, asombro, vergüenza o enojo de la gente que ignora la situación; es más, los mismos vecinos, de estar enterados, avisarían si ven que el enfermo se aleja de casa. Para mayor información, vea "Cómo informar a los demás sobre el diagnóstico" en la Guía Rápida.

Proporcione apoyo en las situaciones sociales

Dé seguridad a su ser querido cuando se encuentren en reuniones sociales permaneciendo cerca de él y acudiendo en su ayuda cuando no esté seguro de qué hacer. Repase los nombres antes de asistir a una reunión o proporcione a la persona pistas, diciendo, por ejemplo: "¿Te acuerdas de tu vecino Manuel de la casa de enfrente?". Algunos cuidadores también llevan consigo una tarjeta que dice: "La persona que me acompaña tiene enfermedad de Alzheimer. Gracias por su paciencia". Dicha tarjeta también puede mostrarse a cajeros, meseros y otras personas para explicar la conducta de su ser querido sin pasar por situaciones bochornosas.

Sin embargo, algunos pacientes de Alzheimer pueden llegar a sentirse sofocados por tener a su lado un cuidador sobreprotector. Determine cuánta ayuda necesita la persona y trate de no excederse. Reconozca que sin importar lo que haga o deje de hacer por su ser querido, es posible que la persona con Alzheimer no se sienta satisfecha y usted podría ser objeto de su irritación e insatisfacción.

Cambios de papeles y responsabilidades

Cuando un ser querido sufre el deterioro cognitivo del Alzheimer, es muy probable que un familiar o amigo sea el responsable de tomar las decisiones, así como proporcionar cuidados básicos y satisfacer las necesidades personales. Las responsabilidades pueden generar cambios importantes en la relación existente y causar una inversión en los papeles. Inicialmente, los cónyuges pueden sentirse incómodos al asumir responsabilidades que antes correspondían a sus parejas. También los hijos pueden llegar a dudar en decidir asuntos personales de sus padres. Quizás luche consigo mismo por tener que revisar un estado de cuenta o cocinar si esas actividades nunca antes fueron su responsabilidad. Algunos cambios son más personales y quizá requieran difíciles ajustes emocionales.

Por extraño e incómodo que se sienta, debe reconocer que la gente con Alzheimer necesitará en un determinado momento que alguien se haga cargo y le proporcione cuidados. Incluso si su ser querido parece resentido o enojado por su ayuda, usted está haciendo lo que la enfermedad le exige.

Intimidad

Si está cuidando de un cónyuge con Alzheimer, es probable que sus relaciones sexuales cambien. Es posible que la persona sufra el aumento o la disminución del impulso sexual debido a los efectos de la enfermedad o de su tratamiento. Al mismo tiempo, al tomar el papel de cuidador, quizá usted sienta cambios en el deseo sexual hacia su pareja, llegando incluso a sentirse más paternal o maternal que cónyuge. O bien, no sentirse seguro sobre que piensa o quiere su pareja de sus relaciones sexuales. Vaya despacio y use su intuición para determinar si la experiencia es placentera para ambos. Si cualquiera de los cónyuges se siente incómodo con la experiencia, ésta no debe darse.

Sin importar el grado de incapacidad que sufre su ser querido, el tacto es una herramienta potente para comunicar afecto y seguridad. El contacto físico puede presentarse de muchas maneras: tomarse de las manos y abrazarse, por ejemplo. En una conversación, el tacto puede indicar que ve y escucha a su ser querido y que le interesa lo que se dice.

Impacto en la familia y en el trabajo

Al asumir el papel de cuidador, quizá encuentre que otros aspectos de su vida reciben menos atención; esto es, cuenta con menos tiempo y energía para compartir con los demás miembros de la familia o siente que descuida su trabajo. En lugar de sentirse culpable o atrapado por este cambio, intente buscar maneras de integrar todos los aspectos de su vida. Manténgase abierto y honesto acerca de su situación y busque apoyo donde se lo ofrezcan.

Su familia

Organice reuniones regulares para actualizar a la familia acerca de la condición de su ser querido y de los retos que ambos enfrentan en ese momento; y si están dispuestos a prestarle ayuda no rechace la oportunidad. Haga una lista de las necesidades de su ser querido y trabaje junto con la familia para delegar tareas. Incluya a los niños más pequeños y a los adolescentes con tareas a su alcance y hasta donde se sientan cómodos.

Como el cuidador primario, usted es quien comprende mejor la situación. Escuche con atención y responda a las preguntas de la familia pero, al mismo tiempo, asegúrese de que escuche su opinión. Una buena regla práctica es asignar la toma de decisiones en proporción a la cantidad de tiempo que alguien pasa con la persona. Por ejemplo, si la esposa cuida al marido 90 por ciento del tiempo, ella debe tener 90 por ciento del poder de decisión.

Algunas familias encuentran útil reunirse con algún trabajador social, psicólogo, enfermera o algún otro profesional que tenga conocimiento específico sobre la enfermedad de Alzheimer. Estos especialistas pueden ayudarle a planear para el futuro, identificar necesidades y tomar decisiones. Para localizar un profesional especializado en Alzheimer, pida una referencia al médico o comuníquese con la Asociación de Alzheimer de EUA o la Agencia del Envejecimiento de su área.

Superar la negación. La mayoría de los miembros de la familia querrán apoyarlo, pero algunos pueden presentar una actitud de negación ante el diagnóstico o minimizar el impacto de la enfermedad sobre usted o su ser querido. La negación es una reacción natural ante las noticias dolorosas y puede ser una forma de protección en situaciones difíciles. No obstante, permanecer en la negación puede ser dañino, en particular cuando evita que la familia le dé apoyo. Es probable que los familiares en actitud de negación cuestionen su juicio y no lo alienten a utilizar los recursos disponibles. Trate de compartir la información con ellos, aunque es posible que nunca pueda convencerlos sobre las realidades de la enfermedad.

Algo que puede ayudarle es compartir el informe por escrito del médico detallando el diagnóstico de su ser querido. Si no ha recibido uno, pídalo a la oficina del médico. Si lleva un diario, quizá desee compartir los párrafos que describen los incidentes específicos relacionados con el Alzheimer. La mejor forma de convencer gente en actitud de negación sobre esta enfermedad es hacer que pasen más tiempo con su ser querido.

Apoyo a larga distancia. Incluso si vive lejos del cuidador primario, su apoyo puede ser fundamental para su capacidad de enfrentar el reto. Manténgase en comunicación frecuente, ya sea por teléfono o correo electrónico. Envíe tarjetas y cartas de apoyo. Trate de visitarlo y ofrecer un respiro. Aprenda sobre la enfermedad leyendo y asistiendo a clases locales o a grupos de apoyo. Pida al cuidador que le informe acerca de las situaciones en las cuales podría necesitar su ayuda y trate de encontrar la manera para cubrir dichas necesidades.

La mejor manera para ayudar al cuidador es evitar juzgar sus decisiones. Trate de escucharlo con cuidado y pregunte sobre la situación. No suponga que sabe lo que sucede. Su apoyo emocional, amor o motivación será invaluable.

Su trabajo

Los adultos o cónyuges jóvenes que cuidan de alguien con Alzheimer de inicio temprano podrían necesitar negociar para cumplir con las exigencias del trabajo. Quizá se sienta dividido entre el deseo de concentrarse en su ser querido sin descuidar su trabajo. Algunos cuidadores son capaces de establecer un horario alternativo de trabajo con su jefe, reduciendo las horas, compartiendo el empleo u obteniendo un permiso para ausentarse. Hable con su jefe y vea qué opciones tiene.

Si está pensando en dejar su trabajo, trate de considerar las consecuencias de esta decisión. Por una parte, renunciar a su trabajo implica perder su ingreso, prestaciones y seguridad, lo mismo que la pérdida de su sentido de identidad. Por otra parte, permanecer en su trabajo puede ser difícil si no puede organizar un cuidado alternativo. Mientras se encuentra en el trabajo, puede preocuparse de manera continua acerca de su ser querido y enfrentar la falta de sueño. Considere todos los recursos que su comunidad podría ofrecer para ayudarle a cuidar a su ser querido mientras trabaja. Colocar a la persona en una institución por medio tiempo puede ser una mejor solución que abandonar su empleo.

Enfrente sus propias reacciones emocionales y físicas

La enfermedad de Alzheimer por lo general es un reto de igual magnitud para el cuidador que para la persona que la padece. Es probable que llegue el momento en que su ser querido pierda la percepción de que hay un problema, pero usted continuará viendo la declinación de su ser querido. Es posible que su vida comience a girar completamente en torno de las necesidades de su ser querido.

Estos cambios y responsabilidades pueden desgastarlo física y emocionalmente. Por momentos, es posible que se sienta agotado y abrumado. Es normal que los cuidadores lleguen a sentirse frustrados e incluso enojados con la persona que padece Alzheimer. En lugar de que lo abrume la culpa de estos sentimientos, trate de reconocerlos como normales. Encuentre formas fáciles para liberar estas emociones.

Signos de advertencia de que necesita ayuda

Al pasar el tiempo cuidando a su ser querido quizás empiece a olvidar sus propias necesidades. Los cuidadores se encuentran en alto riesgo de sufrir depresión, enfermedad física y fatiga. Esté pendiente de la aparición de los siguientes signos de que necesita ayuda.

Si:

- Pierde la paciencia con facilidad
- No encuentra felicidad en ningún aspecto de la vida
- Se enoja con su ser querido
- Sufre por falta de sueño
- Cuida a su ser querido 24 horas al día, siete días por semana
- Siente desesperación, angustia o depresión
- Sufre cambios en el apetito o los niveles de energía
- Usa drogas o alcohol con frecuencia
- Tiene episodios frecuentes de llanto
- Piensa en el suicidio

Busque ayuda de un profesional si presenta cualquiera de estos problemas.

Comparta sus sentimientos en un medio seguro: por ejemplo, en un grupo de apoyo para cuidadores o con un amigo comprensivo. Realice una caminata con energía, golpee una almohada o llore un buen rato, pero evite dirigir sus reacciones hacia la persona enferma. Recuerde que el padecimiento está causando cambios en la conducta de su ser querido— y éste no tiene control sobre su conducta.

Pensar por dos exige la mayor parte de su atención. Asimismo, es duro mantener la energía que necesita si no está durmiendo lo suficiente, si ignora sus propias necesidades físicas y pasa todas las horas de vigilia pensando en la enfermedad. Si quiere proporcionar cuidados adecuados, necesitará contar con suficientes respiros; porque sin descansos regulares, es posible que se agote, enferme o pierda la capacidad de ofrecer positivamente un buen cuidado a su ser querido.

¿Qué pasará si ya no puede dar cuidados?

Es frecuente que los cuidadores se preocupen de lo que sucederá con su ser querido si ya no son capaces de cuidarlo debido a una enfermedad, lesión o muerte. Resulta muy bueno ser proactivo y explorar sus opciones con anticipación.

- Hable con su familia para que le ayuden a crear un plan.
- Hable a las instalaciones locales de asistencia para averiguar si pueden aceptar con anticipación la solicitud y otros documentos para una pronta admisión.
- Determine si estas instituciones locales proporcionarán asistencia por un plazo corto en caso de que usted enfermara o requiriera cirugía.
- Entregue una llave de su casa a alguien de su confianza que no viva con usted.
- Analice los programas que le proporcionan un brazalete con un botón de aviso en caso de que sufra una emergencia médica.
- Trate de encontrar un centro de la tercera edad que cuente con un programa en el cual le llamen una vez al día para asegurarse de que se encuentra bien. O haga arreglos para hablar con un amigo a la misma hora todos los días.
- Haga una lista de información importante que podría necesitar un cuidador de emergencia.

Al cuidar de sí mismo, está cuidando a su ser querido. Aquí hay algunas maneras de sostener su salud física y mental:

- Acuda con el médico para revisiones regulares.
- Descanse, tome comidas bien balanceadas y haga ejercicio con regularidad.
- Encuentre la manera de tomarse un descanso, de por lo menos dos horas, dos veces por semana. Pase parte de ese tiempo en una actividad ajena a la enfermedad de Alzheimer.
- Comparta sus experiencias con un grupo de apoyo, sus amigos y familiares.
- Vigile su uso de alcohol y medicamentos.
- Esté pendiente de los signos de depresión y busque ayuda si la necesita.
- Trate de mantener el sentido del humor y siga haciendo cosas que disfruta con o sin su ser querido.

Con un buen apoyo, respiros y autocuidado, su jornada de cuidador puede convertirse en un proceso más fácil.

Para encontrar apoyo

Con el fin de atender sus necesidades personales a través de la experiencia de ser cuidador, es posible que deba recurrir a varias fuentes de apoyo tanto formales como informales.

El apoyo informal se refiere a los amigos, familiares, vecinos y a los servicios religiosos. Es frecuente que estos grupos consten de gente que conocía a su ser querido antes de que enfermara. Puede contar con ellos cuando necesite un reemplazo en el cuidado, y sus visitas a su hogar pueden ser beneficiosas tanto para usted como para su ser querido. No obstante, algunos cuidadores han informado que aunque estos grupos son bien intencionados, algunas veces se alejan, dejando al cuidador lastimado y confundido —y sin la ayuda prometida.

¿Cómo puede mantener comunicación con sus sistemas informales de apoyo? Infórmeles de su situación y sea específico. Diga a la gente, a través de una llamada telefónica, una visita o una carta detallada, acerca del diagnóstico, los síntomas y las conductas de su ser querido. Describa sus necesidades actuales de ayuda y dé sugerencias para actividades que se realizarán durante las visitas.

Utilice su sistema de apoyo informal

Cuando alguien dice: "Avísame si necesitas algo", puede darle a la persona una lista de las maneras en que puede ayudar:

- Proporcionando transporte a las citas con el médico.
- Llamando o visitando una vez por semana.
- Enviando tarjetas y cartas que pueda leer en voz alta.
- Ayudando a clasificar los recibos médicos.
- Llevando comida preparada.
- Realizando el lavado o tareas de jardinería.
- Preguntando de vez en cuando cómo le va como cuidador.

Otro método es hacer una lista de todas las tareas que le corresponden en un día. Vea si puede delegar algunas en los demás.

Los sistemas de apoyo formal incluyen cualquier agencia no lucrativa o lucrativa que proporcione asistencia a las personas en medios de suministro de cuidados. El apoyo formal incluye agencias de servicios de salud a domicilio y centros de asistencia para ancianos. Los diversos medios residenciales de cuidado pueden proporcionar un lugar donde puedan vivir usted y su ser querido, de manera que sigan juntos, o donde la persona pueda vivir en una comunidad con otros que presentan condiciones parecidas. Las opciones podrían incluir hogares o instituciones de asistencia. Para encontrar los recursos en su comunidad, póngase en contacto con la sede local de la Asociación de Alzheimer y de la Agencia del Envejecimiento.

Encontrar sistemas de apoyo no es algo que deba hacer sólo si tiene tiempo o cuando llegue a una crisis. Obtener apoyo duradero es esencial para sostener su salud y el bienestar de su ser querido a lo largo de la enfermedad.

Capítulo 9

Cuidado diario

A medida que su ser querido presente cambios generados por la enfermedad de Alzheimer, necesitará más cuidados de usted. Quizá llegará el momento en que tendrá que estar a su "servicio" las 24 horas del día los 7 días de la semana. También es posible que las actividades de la vida cotidiana, como alimentarse, vestirse, mantener la higiene personal, tomar medicamentos, hacer la limpieza y las compras, pagar las cuentas y proporcionar transporte, se conviertan en su absoluta responsabilidad. ¡Desde luego todo esto es mucho para una sola persona! Pero tome en cuenta que usted podría convertirse en el principal apoyo emocional para su ser querido, quien lo estará observando en busca de pistas que le indiquen cómo reaccionar o qué hacer en determinado momento.

Aunque usted no podría controlar el curso que tome la enfermedad, sí puede moldear la manera de proporcionar los cuidados y enfrentar las responsabilidades. Entre mejor comprenda cómo afecta el Alzheimer la cognición, la conducta y la comunicación, mejor podrá ayudar a guiar a su ser querido a lo largo de la enfermedad y tener una influencia positiva en la experiencia. Además podrá responder más fácilmente a los cambios que se produzcan.

Ajuste sus expectativas

Para cubrir las exigencias que demandan los cuidados, es importante tener expectativas realistas respecto a las necesidades de su ser querido y del cuidado que usted es capaz de proporcionar. Es probable que se convierta en la persona central de la vida de su ser querido. Puede proporcionarle cuidados de alta calidad, pero quizá necesite estar listo para ajustarse, dispuesto a reconocer algunas limitaciones y anticipar algunos pasos equivocados.

Tener expectativas realistas acerca de las capacidades y conductas de su ser querido hará más fácil la experiencia para todos. Por ejemplo, imagine que su ser querido se confunde y se coloca los zapatos en el pie equivocado. Si le reclama diciéndole: "¿Qué estás haciendo? ¡Te pusiste mal los zapatos!", podría hacer que se retraiga. Si usted le responde de una manera que su ser querido puede entender, la experiencia puede ser positiva. Si amablemente le ofrece ayuda, por ejemplo, para bolear los zapatos, tendrá la oportunidad de ayudarlo a ponérselos en el pie correcto.

Desde luego, no siempre va a poder evitar que su ser querido se sienta lastimado emocionalmente. Habrá momentos tensos y de malos entendidos. Trate de ver estos momentos en el contexto de sus expectativas, lo que hará más fácil guiar a su ser querido.

Evaluación de la independencia

En las etapas tempranas del Alzheimer, es posible que su ser querido todavía sea capaz de desempeñar tareas comunes, como aquellas que realizara habitualmente durante muchos años. Algunas de estas tareas, como manejar y administrar dinero y conducir un automóvil, son los elementos que permiten a una persona vivir y funcionar de manera independiente. No obstante, a medida que avance la enfermedad y la cognición se deteriore, será inevitable la pérdida de estas responsabilidades. En algún punto, quizá más pronto de lo que suponga, su ser querido necesitará suspenderlas o ser relevado de ellas.

Para tomar esta decisión, tendrá que observar el comportamiento cotidiano de su ser querido, así como vigilar los cambios en la cognición, conducta y capacidad. Es recomendable que anote y registre en un cuaderno los cambios y sucesos importantes. Esto puede ayudarle a seguir el avance de la enfermedad y responder a las preguntas del médico y otros profesionales de la salud. Debido a que su ser querido no podrá responder con exactitud las preguntas acerca de síntomas y cambios, será frecuente que los médicos confíen en usted para que les proporcione información. Asimismo, su opinión puede ser un factor fundamental para decidir cuándo debe la persona suspender actividades como manejar o encargarse de sus finanzas.

Trabajo

Algunas personas en la etapa temprana del Alzheimer todavía son capaces de seguir trabajando por un corto tiempo y con ayuda; no obstante, llegará el momento en que tendrán que dejar sus trabajos. Antes de que esto suceda, será indispensable crear un plan que le permita a su ser querido retirarse con dignidad.

Para empezar, necesitará determinar si la persona desea seguir trabajando y si aún posee el suficiente juicio y la capacidad necesaria para resolver problemas. Más aún, tendrá que decidir si existe algún riesgo si se decide que continúe trabajando. Piense en la forma de comunicar el diagnóstico al jefe y analice con él la posibilidad de reducir las horas de trabajo y, en todo caso, simplifiquen las tareas a un nivel manejable.

El trabajo contribuye al sentido de autoestima, de identidad y de participación en el mundo de la persona; retirarse puede ser doloroso. Si usted o el jefe de su ser querido sienten que éste no puede continuar en el empleo, intente encontrar una alternativa u ocupación que le proporcione a la persona algunos de los mismos sentimientos asociados con el trabajo. Por ejemplo, el sentido de "hábito" tiene menos probabilidades de ser afectado por la enfermedad que la memoria a corto plazo. Puede ser útil mantener por lo menos los horarios de una rutina de trabajo hasta el punto que sea posible. Así, por ejemplo, si su ser querido antes salía de casa para ir a la oficina a las ocho de la mañana, podrían salir juntos de la casa alrededor de esa hora e ir a tomar una taza de café.

Intente darle seguridad y ánimo a su ser querido durante esta transición. Quizá pueda formar un álbum de recortes con los momentos agradables de su vida laboral, lleno de fotografías, notas de colegas y recuerdos. No importa el tipo de profesión que haya tenido la persona, ponga énfasis en el impacto que su vida ha hecho en el mundo. En la página 148 encontrará la sección "Cuando la persona ya no puede trabajar", con más ideas que bien podrían funcionar.

Manejo del dinero

Llegará el momento en que su ser querido perderá la capacidad de hacer y pagar cuentas, revisar el estado de cuenta de la chequera, declarar impuestos y manejar otros asuntos financieros. Es posible que descubra avisos o recibos vencidos o bien que hayan sido pagados varias veces. Asegúrese de que se haya otorgado un poder legal duradero a alguien confiable para llevar las finanzas. Un apoderado puede vigilar los estados de cuenta bancarios o reportarse con los acreedores para asegurarse de que su ser querido está manejando las finanzas de manera adecuada. En caso contrario, la persona con el poder tendrá que responsabilizarse de estas áreas. Su ser querido es vulnerable al abuso, así es que asegúrese de poner sobre aviso a su asesor financiero, a su abogado o a cualquiera que pueda ayudar a protegerlo contra el comportamiento sin escrúpulos de algún vivales.

Algunos cuidadores se sienten incómodos o renuentes para asumir la responsabilidad financiera por alguno de sus progenitores o cualquier otro familiar. Recuerde que usted todavía cuenta con sus capacidades cognitivas, por lo que será necesario intervenir, incluso si la enfermedad impide a la persona reconocer dicha necesidad.

Cuando sea posible, haga que su ser querido participe a un nivel apropiado en las transacciones financieras. Por ejemplo, puede pedir a la persona que anote las cantidades en una libreta bancaria en blanco mientras usted paga las cuentas. Si esto es muy difícil para su ser querido o lo altera, encuentre otras actividades menos inquietantes. Para mayor información, vea "Cuando la persona ya no puede manejar dinero" en la página 147.

Conducir un auto

¿Recuerda lo bien que se sintió al manejar un automóvil por primera vez? Conducir un automóvil está íntimamente relacionado con el sentido de independencia; por tanto, entre las decisiones más difíciles a las que se enfrentará un cuidador está reconocer que su ser querido ya no es capaz de manejar sin peligro un automóvil. No es de extrañar que sobre este punto las familias entren en conflicto para retirar el vehículo. Como dijo una hija: "Es lo último que mi papá puede hacer por sí mismo".

Algunos cuidadores permiten a su ser querido manejar únicamente en colonias que le son habituales o sólo cuando están acompañados por el cuidador. Esto no tiene en cuenta la manera en que su ser querido responderá si aparece un desvío que no esperaba o si un niño sale corriendo a la calle. O bien razonar diciendo "No ha tenido ningún problema hasta ahora, así que mantengamos los dedos cruzados".

Desde luego esto no es lo más adecuado. No espere a que suceda algún accidente que lamentar.

Recuerde que manejar es un privilegio y no un derecho. La enfermedad de Alzheimer afecta el juicio, el planeamiento, las capacidades visuoespaciales, el tiempo de reacción y el discernimiento, factores esenciales para maniobrar más de media tonelada de acero en una calle. Las familias que esperan demasiado para retirar el auto se arriesgan a que se produzcan lesiones y muertes, no sólo de su ser querido, sino de terceros. La mayoría de los expertos en Alzheimer coinciden en aconsejar que es importante ayudar a la persona a que deje de manejar lo más pronto posible después de un diagnóstico. Una regla básica es preguntarse si usted estaría dispuesto a viajar en un vehículo manejado por su ser querido, quien padece Alzheimer. Si la respuesta es no, entonces es el momento de retirar dicho privilegio.

¿Cuándo es momento de dejar de manejar?

Observe los hábitos para conducir de su ser querido en busca de problemas potenciales. Es probable que deba intervenir de inmediato si nota cualquiera de los siguientes cambios:

- No cede el paso
- La persona se pierde
- Problemas al cambiar de carril o dar la vuelta
- Maneja a velocidades inapropiadas
- Confunde los pedales del freno y el acelerador
- Se confunde con direcciones y desviaciones
- Golpea la banqueta mientras maneja
- Olvida usar las direccionales
- Maneja con descuido

Cuando tome la decisión de impedir que su ser querido maneje, permanezca firme; no es su culpa que la persona ya no pueda manejar —culpe a la enfermedad. Simplemente está garantizando la seguridad de su ser querido. Mejor será encontrar formas para que la persona permanezca activa y se sienta útil y capaz.

Decida cómo le dirá a su ser querido que tiene que dejar de manejar. Trate de fomentar el apoyo de familiares, amigos y vecinos. Es posible que el médico esté dispuesto a escribir una carta de "suspensión del manejo" o a que se le culpe de ello: "El médico dice que debes dejar de manejar". Reconozca que su ser querido necesitará un tiempo de duelo para ajustarse a la pérdida. Trate de recordar que, aunque esos sentimientos pueden estar dirigidos a usted, en realidad se relacionan con la enfermedad.

También es posible que decida no informarle a la persona acerca de la decisión. Algunas familias retiran el auto sin discutir y se ofrecen a proporcionar siempre el transporte. Una explicación simple como "Tu auto está en el taller mecánico" puede ser suficiente. Si discute la decisión, reconozca que probablemente no convenza a su ser querido de la necesidad de dejar de conducir. Proporcione respuestas simples y luego responda a las emociones de la persona.

Incluso si informa inicialmente a su ser querido sobre la decisión, es posible que necesite encontrar formas ingeniosas de impedir que maneje. Esto puede significar que retire las llaves, estacione el auto a la vuelta de la esquina o inutilice o venda el auto. Para más ideas, consulte "Cuando la persona ya no puede manejar", en la página 143.

Vivir solo

Tarde que temprano llegará el momento en que toda persona que padezca Alzheimer y viva sola pierda su capacidad para seguir en esta condición sin peligro. Usted tendrá que decidir hasta cuándo dejar a su ser querido vivir solo. Ésta puede ser una de las tareas más difíciles que realizan las familias a lo largo de todo el proceso de la enfermedad. Al tomar esta decisión, trate de que participen otros miembros de la familia, así como profesionales médicos y gente implicada en la existencia cotidiana de su ser querido. En la página 145, "Cuando la persona ya no puede vivir sola", encontrará más ideas.

Si su familiar vive en una zona urbana puede arreglar servicios domiciliarios para darle mayor asistencia. Si no están disponibles estos servicios, usted puede ser el único responsable de todos los cuidados. Podría necesitar cambiar el arreglo domiciliario y hacer que su ser querido se mude.

Si decide llevar a cabo el cambio, una de sus opciones es que la persona vaya a vivir con usted o con algún otro familiar. Esta opción requiere de una evaluación cuidadosa y objetiva antes de llevarse a cabo.

El tiempo que pasa en privado con su familia inmediata disminuirá, y encontrar un refugio tranquilo alejado de los deberes de cuidador puede ser casi imposible. La falta de sueño es común entre los cuidadores que viven con su ser querido. Quizá se sienta frustrado y tenga dificultades para ocultar sus sentimientos. Asegúrese de contar con una red de apoyo. Quizá piense en alguien que lo sustituya para descansos breves.

Si decide no vivir con su ser querido, no quiere decir que lo quiera menos. Está optando por dejar que otros le ayuden a proporcionarle los cuidados de manera que pueda concentrarse en otros aspectos de su relación. Quizá piense en internar a su ser querido en un asilo o casa de asistencia.

Cambios de conducta

Uno de los aspectos más difíciles de la enfermedad de Alzheimer es enfrentar los cambios en la conducta de su ser querido. Mucha gente con este padecimiento se siente ansiosa y preocupada. Algunos están agitados y tratan de huir. Pueden preguntar por alguien que ya falleció o hablar de ir a la escuela como si todavía fueran estudiantes. Algunos presentan comportamiento agresivo y tratan de golpear a los demás. Mucha gente con Alzheimer pide "ir a casa" incluso si aún viven en el mismo lugar. Desde luego, los cambios de conducta serán diferentes en cada persona.

Muchas conductas se relacionan de manera directa con la pérdida de la memoria. Por ejemplo, si su madre pregunta por sus padres o quiere ir a la escuela, se debe probablemente a que ha olvidado que sus progenitores ya fallecieron o que ella es una adulta que ya no va a la escuela. Sea paciente y responda a sus emociones. Intente tranquilizarla sin discutir porque va a ser difícil convencerla. Hay muchas probabilidades de que, al tratar de devolverla a la realidad, su madre se sienta alterada o simplemente no le crea. Para mayor información sobre los cambios de comportamiento asociados al Alzheimer, vea "Actitudes y comportamientos difíciles" en la página 111.

Únase, valide, distraiga

Hay varias formas de responder a las conductas que presenta la gente con Alzheimer. Una de ellas es el método ABC descrito en la página 72. Otra es unirse a la realidad de la persona, validar sus sentimientos y distraerla con otra actividad.

En general, lo mejor es unirse a la realidad de su ser querido y responder como si creyera que lo que se dijo es verdad. Luego, dé una explicación que tenga sentido dentro del contexto. Por ejemplo, podría decirle a su madre que sus padres fueron a visitar parientes o que hoy no hay clases porque es sábado. Esto puede hacerle sentir que está mintiendo, pero con los cambios de realidad en la mente de su madre, el objetivo sería reconfortarla de la manera que sea posible. Elabore su respuesta en forma que ella pueda comprenderla. Algunos cuidadores se refieren a este concepto como mentiras "piadosas".

Las emociones que expresa su ser querido son muy reales, incluso si las razones detrás de las emociones no son lógicas. Algunas personas en las etapas iniciales del Alzheimer informan que sienten que la gente ya no las toma en serio. Demuestre a su ser querido que lo está escuchando haciendo contacto visual y dando retroalimentación. Valide los sentimientos aceptando que reconoce las emociones.

Ayude a su ser querido a concentrarse en algo positivo encontrando una actividad que distraiga su atención en otro punto. Si su madre está alterada porque piensa que tiene que ir a casa y cuidar de sus hijos pequeños, por ejemplo, puede unirse a su realidad y reconocer lo inquieta que está. Dé una explicación que tenga sentido —por ejemplo, que los niños están en una fiesta de cumpleaños y que tardarán varias horas en regresar a casa. Luego distráigala con una actividad como hornear galletas o escuchar su música favorita para cantar.

Comunicación

La capacidad de su ser querido para comunicarse a través del lenguaje disminuirá al progresar la enfermedad. Quizá tenga dificultades para comprender lo que la persona le dice o viceversa. Cualquiera de estas situaciones puede frustrar a la persona y producir agitación e incluso agresividad.

Su método para comunicarse debe incluir paciencia, entendimiento y la capacidad de escuchar. Utilice palabras familiares y conceptos simples. Hable de manera clara y directa a su ser amado. Utilice pistas visuales como señalar o demostrar, y no dude en repetir lo que dijo un momento después si la persona no responde.

El comportamiento con frecuencia se convierte en la manera que tiene la gente con Alzheimer para comunicar a los demás sus sentimientos y necesidades. Para entender un comportamiento, considere qué es lo que puede estar comunicando. Por ejemplo, si su esposo le pide ir a casa, imagine lo que esto simboliza para él. El hogar por lo general está asociado con comodidad, familiaridad, seguridad y pertenencia. ¿Puede encontrar otras formas de hacerlo sentir así? Hojear un libro de fotografías viejas, tomados de las manos, mientras están envueltos en una cobija conocida, puede proporcionarle algunas de las comodidades del hogar. El caminar de un lado a otro puede significar que su ser querido está cansado, tiene hambre o necesita usar el baño. Un poco de trabajo detectivesco puede ayudarle a determinar lo que indica la conducta.

¿Cuándo corregir a alguien con Alzheimer?

A veces, su ser querido dirá cosas incorrectas. La afirmación puede ser menor, como la fecha o estación equivocadas. En otras ocasiones, el error puede ser más inquietante. Quizá su esposo le diga a un visitante que usted nunca lo deja salir de la casa. ¿Cuándo debe tratar de corregir a su ser querido? ¿Cómo le hace saber a los demás que esa afirmación es incorrecta?

Pregúntese primero cuál es el objetivo principal al proporcionar cuidados. La mayoría de los cuidadores desean ayudar a su ser querido a sentir aceptación y seguridad en lugar de insistir en la verdad absoluta de la situación. Puede intentar realizar una corrección amable, pero preste atención estrecha a la respuesta de su ser querido. Si su padre ríe y dice: "Oh sí, es cierto", entonces no hay problema alguno en hacer la corrección. Pero si no le cree, o se enoja, entonces la corrección hace más daño que bien. E incluso si su padre no se molesta con las correcciones, quizá usted simplemente se canse de dar recordatorios constantes. Pregúntese si en realidad importa.

También puede esperar a corregir o aclarar el malentendido con los demás cuando su ser querido no pueda escucharlo. Un simple movimiento de cabeza puede ayudar a aclarar las cosas. Es probable que la mayoría de la gente se dé cuenta de que la persona está confundida. Si las afirmaciones incorrectas se realizan durante la visita del médico, anote sus observaciones y pida tiempo a solas con éste.

Habrá personas que se asusten o sufran al interactuar con su ser querido. En general, entre mayor información tengan sobre la enfermedad, más tranquilos estarán durante una visita. Quizá necesite proporcionarles recomendaciones sobre cómo comunicarse con su ser querido antes de que lleguen. Por ejemplo, si tratan de conversar, sugiérales probar con preguntas directas que requieran respuestas simples, en lugar de temas elaborados. También podría sugerir actividades específicas que faciliten la interacción. Esto puede incluir ver juntos un libro de recortes o recordar el pasado.

Medio ambiente

El medio puede tener un impacto definitivo sobre el comportamiento de su ser querido. Si un cuarto ruidoso lo agobia, apague la televisión y limite el ruido de fondo a música tranquila sin comerciales. Si la persona parece agitada por los grupos de visitantes, trate de limitar el número en las reuniones. Anime a las visitas a que le llamen antes de venir. Si usted o su ser querido tienen un día malo, no dude en reprogramar una visita. Quizá desee fomentar las visitas cortas para evitar que su ser querido se agote.

Cuando estén fuera de casa, quizá le sea más fácil evitar los lugares grandes y ruidosos como los parques de diversiones o los sitios con niños pequeños. Los ambientes conocidos pueden ser mejores para que su ser querido se sienta relajado. Trate de no programar muchas actividades en un solo viaje. Planee periodos de descanso entre las actividades y localice un lugar tranquilo para que la persona se retire a él si es necesario. Para más ideas, vea "Viajes y transporte fuera del hogar", en la página 108.

El medio también puede causar confusión. Un pasillo largo con muchas puertas puede ser desconcertante para alguien que busca un lugar para tomar la siesta o usar el baño. Dé pistas a su ser querido para ayudarle a moverse en el espacio. Considere el uso de flechas de cinta adhesiva pegadas en el piso, señalando el camino a los lugares especiales. Ponga un letrero en la puerta del baño con un dibujo del excusado. Coloque una foto de su ser querido cuando era más joven en la puerta de su recámara. (La foto puede indicar un espacio personal para alguien que tiene problemas para leer.)

El aspecto más importante del medio es cómo se siente. Ayude a su ser querido a sentirse bienvenido, seguro y cómodo. Tenga paciencia ante los cambios que traiga la enfermedad. Regañar o dar reprimendas no ayudará. Oriente con amabilidad a su ser querido cuando desee cambiar una conducta. Recuerde que es la enfermedad, no la persona, la que causa los cambios.

Actividades de la vida diaria

La frustración, agitación e incluso agresividad pueden presentarse cuando la gente con Alzheimer tiene dificultades para realizar las tareas que antes le eran fáciles. Cuando usted y otras personas ayuden a su ser querido a comer, bañarse, arreglarse, vestirse e ir al baño, encuentren maneras de hacer que la experiencia sea menos aterradora y frustrante para ambos.

Tome su tiempo para ayudar a su ser querido con las tareas de cuidado personal. Éste puede tener dificultades para recordar todos los pasos que implica vestirse o cepillarse los dientes. Intentar acelerar las cosas sólo aumentará la confusión y retardará el proceso. Vaya despacio y divida las tareas en pasos simples.

Intente comenzar con la misma rutina que su ser querido utilizaba en el pasado. ¿Su mamá siempre se bañaba y vestía antes de desayunar? ¿O se daba un baño de esponja en la noche? Conservar el programa familiar puede facilitar el proceso para ambos. Desde luego, todos tienen días buenos y no tan buenos. Trate de ser flexible y vaya con la corriente si ella no está cómoda con las tareas a la misma hora de siempre.

Haga que su ser querido participe en las tareas lo más posible. Hay gente que aún puede elegir un atuendo si se le dan nada más dos opciones, en lugar de un ropero lleno de ropa. Quizá la persona pueda usar el cepillo de dientes si usted inicia el movimiento. Si no hay ninguna otra opción, su ser querido puede sostener un objeto mientras le proporciona los cuidados.

Asegúrese de que la dignidad de la persona se está conservando lo más posible. Mantenga las puertas cerradas mientras la baña y la viste. Si su ser querido percibe los reflejos en un espejo como si hubiera otras personas en la habitación, cubra dicho espejo con una toalla o cortina.

Si una tarea en particular siempre resulta aterradora o inquietante, trate de distraer a la persona cantando su canción favorita, contando una historia o un chiste o dándole un bocadillo. A veces, sin embargo, las distracciones pueden proporcionar demasiado estímulo conflictivo para la persona. Utilice su sentido común. Lo más probable es que necesite utilizar una variedad de métodos para encontrar los que funcionan ese día. Y lo que funciona hoy puede no hacerlo mañana. Tenga paciencia con su ser querido y consigo mismo. Está forjando un nuevo territorio en su relación. Para más ideas, vea "Actividades diarias" en la página 95.

Capítulo 10

Planeamiento del cuidado a largo plazo

Es difícil en extremo, si no imposible, ser el único proveedor de cuidados para alguien con Alzheimer durante el curso completo de la enfermedad. Llegarán momentos en que necesitará alguna forma de ayuda, incluso si es para una sola tarea y por unas cuantas horas a la semana. Dependiendo del lugar donde viva, habrá una variedad de recursos disponibles.

Un obstáculo que quizá deba superar para obtener la ayuda es su propia renuencia a pedirla. Es posible que esté preocupado de que su ser querido no se sienta cómodo con otro cuidador. Es probable que piense que nadie más puede proporcionarle los cuidados tan bien como usted lo hace. Estas reacciones son comunes y pueden ser, hasta cierto punto, válidas.

De hecho, obtener ayuda puede hacer que su función de cuidador sea menos pesada tanto en el aspecto físico como en el emocional. Esta ayuda puede proporcionar otros recursos y habilidades que quizá no posea y darle la oportunidad de renovar su forma de dar los cuidados. Es posible incluso que su ser querido parezca mejorar cuando se usen estos otros recursos. Esto puede suceder porque su socialización ha aumentado. La mejoría también puede relacionarse con la disminución en su nivel de estrés como cuidador.

Presentación de una nueva forma de cuidado para su ser querido

Sin duda, cuando utiliza un nuevo recurso está dejando ir parte del control que tiene sobre el cuidado de su ser querido. Aunque los cuidados proporcionados por otros serán diferentes, su influencia puede significar una gran diferencia. Usted es quien mejor conoce a la persona, no tema compartir su opinión.

Cuando le presente una nueva situación a su ser querido, trate de proyectar una actitud positiva. Ayude a la persona a sentirse segura y tranquila con la nueva experiencia. Podría presentarle un cuidador a domicilio como una enfermera o simplemente como un nuevo amigo. Podría describir la asistencia a un centro de cuidados para personas mayores como ir al trabajo o a visitar amigos.

Proporcione al personal información acerca de la personalidad, historia de vida, rutinas y problemas comunes de su ser querido. Después de ayudar a la persona a integrarse en la nueva situación, permita que dicho personal se haga cargo.

Podría ser útil que en su visita inicial permaneciera cerca de la persona junto con el nuevo proveedor de cuidados. Su presencia puede tranquilizarla mientras comienzan a conocerse. Cuando sea la hora de partir, haga planes anticipados junto con el nuevo cuidador sobre cómo procederán. Puede excusarse diciendo que debe realizar algunos recados, ir a una cita con el médico o simplemente decir: "Volveré pronto". También podría decidir salir sin despedirse para evitar llamar la atención sobre su ausencia.

Información que pueden necesitar otros cuidadores

Puede ayudar a otros cuidadores indicándoles:

- La rutina de su ser querido
- Sucesos importantes de su vida
- Preocupaciones comunes de la persona y la mejor manera de manejarlas
- Preferencias en actividades, música y bocadillos

Disposición de su vida

Cualquier nuevo arreglo que haga en los cuidados implicará la fusión de las necesidades de su ser querido con sus capacidades como cuidador. ¿En qué tipo de tareas requiere mayor ayuda? ¿Es en el baño y la alimentación de su ser querido, o en la limpieza de la casa, el trabajo del jardín o para hacer mandados? ¿Todavía tiene que trabajar fuera de la casa o tiene otras responsabilidades, ajenas a las de cuidador, que atender? Independientemente de su situación, recuerde que los cuidadores por lo general funcionan mejor con varias horas de descanso a la semana. A continuación presentamos varios tipos de cuidado profesional que pueden estar disponibles en su comunidad.

Servicios de salud a domicilio

Estos servicios varían de una organización a otra. El tipo más común de asistencia implica cuidados personales como bañar, vestir, arreglar, y ayudar a su ser querido a alimentarse e ir al baño. Algunas agencias también proporcionan ayuda con la preparación de las comidas y las tareas domésticas. La mayoría ofrece niveles diferentes de cuidados de enfermería, incluyendo ayuda con inyecciones, cuidado de heridas y equipo médico. Algunas agencias también pueden dar terapia física.

Casi siempre su relación con una agencia se inicia con una visita de uno de los trabajadores sociales o enfermeras certificadas, quien evaluará sus necesidades. Los arreglos sobre costos pueden discutirse en esta ocasión.

Programas para el cuidado de ancianos

Son programas diseñados para proporcionar socialización y actividades para adultos mayores que requieren asistencia. Hay programas creados en especial para gente con enfermedad de Alzheimer. Otros son simplemente para adultos mayores. Es posible que algunos centros también acepten personas con discapacidades del desarrollo, incluyendo retraso mental. Uno de estos programas puede cubrir sus necesidades.

Los programas para el cuidado de ancianos por lo general están abiertos durante el horario diurno, casi siempre sólo entre semana, y ofrecen una variedad de servicios. La mayoría proporcionarán la comida del mediodía y muchas actividades. Algunos dan transporte de su hogar al centro. Puede encontrar instituciones que incluso ofrecen darle un baño a su ser querido durante la estancia ahí. Desde luego, usted puede elegir si acepta o no cualquiera de estos servicios.

Los programas para el cuidado de ancianos pueden ser una magnífica oportunidad para que su ser querido pase tiempo ocupado en actividades con otros adultos, como cocina y repostería, juegos, canto, ver películas y hacer manualidades. Quizá se pregunte si la persona disfrutaría esta experiencia y le gustaría estar con un nuevo grupo de gente. La respuesta no siempre es fácil de medir, pero quizá se sorprenda agradablemente ante lo que disfruta su ser querido, incluso a medida que avanza la enfermedad.

Alojamiento alternativo

Es posible que haya una gran variedad de opciones de alojamiento en su comunidad. Algunas de ellas pueden consistir de poco más que edificios de departamentos en los cuales los adultos mayores viven de manera independiente. Otros tipos de casas pueden tener ventajas del tipo de comedores comunes o visitas de una enfermera o asistente de salud a domicilio.

Las instituciones de asistencia son otra opción. Están diseñadas para personas que necesitan ayuda con su cuidado personal y requieren orientación general pero que no necesitan el cuidado médico especializado de un asilo. Las casas de asistencia por la general tienen dormitorios compartidos o privados, áreas de convivencia y comedores y cocinas comunes, y personal disponible para ayudar a los residentes. Con frecuencia, los residentes de las casas de asistencia pasan más tiempo en los espacios de convivencia que en sus recámaras y muchos de estos lugares ofrecen actividades planeadas.

En su forma ideal, el personal contará con capacitación en técnicas de cuidado para demencia. Asegúrese de preguntar sobre la disponibilidad de personal. La mayoría de la gente con Alzheimer no puede aprender el sistema de llamado, así es que deseará que alguien revise con frecuencia cómo se encuentra su ser querido y que le proporcione asistencia con las actividades de la vida diaria y la preparación de comidas. Quizá usted también quiera verificar cuánto tiempo pasan los residentes en las áreas comunitarias durante el día.

Asilos

Están diseñados para gente que necesita cuidado médico experimentado. Estas instituciones pueden ser una buena opción para la gente que necesita inyecciones, dispositivos intravenosos o cuidado de heridas o que están postradas en la cama o en una silla de ruedas. Los asilos por lo general ayudan con las comidas y el cuidado personal y organizan actividades y socialización.

Algunos asilos tienen unidades especiales para gente con Alzheimer. Algunas de dichas unidades son en realidad sólo parte del asilo regular, pero ocupan un área aparte para personas con esta enfermedad. Otras unidades se han diseñado de manera que el medio, las actividades y la filosofía del cuidado, además de la capacitación del personal, giran en torno de las necesidades especiales de las personas con Alzheimer.

Hospicio

Estos servicios están disponibles para gente en las últimas etapas de la vida. Se requiere una orden médica para tener acceso a dichos servicios. Para mayor información sobre los hospicios, vea la página 197. Para averiguar acerca de los servicios de este tipo en su comunidad, consulte al médico, trabajador social, personal del asilo o la oficina local de la Asociación de Alzheimer.

Servicios adicionales

Es posible que también en su comunidad haya programas que ofrecen suplentes y apoyo. Estos servicios pueden hacer una gran diferencia en su capacidad para proporcionar cuidados efectivos.

Suplentes

Los servicios de suplentes ofrecen cuidado para su ser querido como un medio para proporcionarle a usted, el cuidador, tiempo libre. El tiempo libre puede significar varias horas por la tarde o durante toda la noche, fines de semana o toda una semana.

Los suplentes pueden provenir de recursos informales. Por ejemplo, familia, amigos o vecinos que estén dispuestos a ayudar. Algunas comunidades cuentan con voluntarios a domicilio o cuidadores profesionales que le proporcionarán un apoyo. Puede comunicarse con estos servicios a través de la Asociación de Alzheimer, la Agencia del Envejecimiento del área, agencias de salud a domicilio e incluso las iglesias.

Las casas de asistencia y los asilos pueden ofrecer asistencia a corto plazo, en particular si hay cuartos vacíos disponibles. Quizá sea necesario planear sus descansos en el último momento dependiendo de la disponibilidad de habitaciones, pero ésta puede ser una forma excelente de obtener tiempo libre. De esta manera también puede ayudar a su ser querido a acostumbrarse a una nueva forma de vida antes de mudarse, y de hecho este servicios pueden retrasar la internación de la persona a largo plazo, pues estas estancias cortas ayudan a que usted recupere su energía.

Programa de Regreso Seguro

La gente con Alzheimer puede sentirse desorientada con facilidad a medida que progresa la enfermedad. En EUA existe el Programa de Regreso Seguro, administrado por la Asociación de Alzheimer, que está diseñado para ayudar a la gente que está en riesgo de alejarse de su casa y perderse.

Al unirse al Programa de Regreso Seguro, se mantiene un archivo en una base de datos nacional con información de identificación, una fotografía de su ser querido e información para ponerse en contacto con usted y otros familiares y amigos. Si su ser querido se pierde, puede llamar a un número gratuito para hacer un reporte. El registro envia un fax con la información de identificación y la fotografía a las autoridades locales.

El Programa de Regreso Seguro también proporciona brazaletes o dijes de identificación. El brazalete de su ser querido indica su primer nombre, las palabras "problemas de memoria", un número de identificación y un teléfono de emergencia gratuito. El familiar cuenta con un brazalete que lo identifica como cuidador e incluye un número de identificación y el número de urgencia. Si alguien encuentra a su ser querido y éste necesita ayuda, la persona puede llamar al número de emergencia y un operador de Regreso Seguro se comunicará con usted. Si usted está incapacitado o no puede comunicarse, el brazalete puede informarle a alguien que es el cuidador y que su ser querido puede requerir ayuda.

Llame a la Asociación de Alzheimer para mayor información acerca del Programa de Regreso Seguro. Encuentre la oficina más cercana de dicha asociación llamando al 800-272-3900 en EUA.

Grupos de apoyo

Un grupo de apoyo consta de cuidadores en situaciones similares que se reúnen para compartir sus experiencias y emociones. Las reuniones por lo general son coordinadas por un profesional o por un voluntario capacitado. Asistir a un grupo de apoyo puede ser su oportunidad para escuchar de otros que han enfrentado problemas semejantes a los suyos. Quizá también haya ocasiones en las que no esté buscando ideas nuevas ni consejos —que únicamente quiera estar entre personas que comprenden lo que está pasando.

Dado que en los últimos años se ha puesto más énfasis en el diagnóstico temprano de la enfermedad de Alzheimer, los grupos de apoyo para la gente con Alzheimer en etapas tempranas son cada vez más comunes. Para unirse a uno de ellos, en general su ser querido debe admitir el diagnóstico en cierto grado y desear hablar con otros que están encarando experiencias similares.

Para encontrar los grupos de apoyo en su comunidad, comuníquese con la Asociación de Alzheimer o la Agencia del Envejecimiento de su localidad. Es posible que algunos grupos sean específicamente para cuidadores, mientras que otros pueden abarcar asuntos más amplios de la provisión de cuidados.

Grupos de apoyo en línea

Es posible que encuentre una amplia gama de salas de chateo y grupos de apoyo por correo electrónico en Internet. Tenga cuidado con la información que recibe de estas fuentes. Lo que encuentre puede no ser muy confiable. Utilice su propio juicio acerca de Internet y verifique los consejos con un profesional médico de confianza.

Para encontrar la mejor opción de cuidado

Para obtener los recursos de su comunidad local, es posible que desee comenzar con dos de los servicios de referencia más grandes de Alzheimer: la Asociación de Alzheimer y la Agencia del Envejecimiento del área. También puede comunicarse con el departamento local de servicios humanos o el departamento de servicios sociales pidiendo referencias. También verifique en la Sección Amarilla de la guía telefónica bajo las diversas opciones de cuidados. Un centro local para la tercera edad puede contar con un asesor o trabajador social, cualquiera de los cuales pueden proporcionarle referencias.

Evaluación de sus necesidades

Invierta tiempo para pensar en el tipo de asistencia que necesita en la actualidad y la ayuda que muy probablemente necesitará en el futuro. Puede ser útil ordenar por prioridades una lista de sus

Lista de necesidades

Si pudiera recibir ayuda como cuidador en un área, sería en:

- ¿Preparación de alimentos?
- ¿Tareas domésticas como limpieza y lavandería?
- ¿Mandados en el vecindario en tiendas o el correo?
- ¿Cuidado personal, como bañar y vestir a mi ser querido?
- ¿Cuidados diarios durante mis horas de trabajo?
- ¿Atención médica experta para mi ser querido?
- ¿Un cuidador suplente?
- ¿Planeamiento financiero?

requerimientos, desde los más útiles hasta los menos necesarios. Intente encontrar los recursos de su comunidad que cubran las necesidades de su lista. Si no puede encontrar un servicio profesional que cumpla con ellas, hable con sus familiares, amigos y vecinos, o con los líderes de la comunidad. Tenga a mano la lista para enseñársela a sus amistades cuando digan: "Avísame si hay algo en lo que pueda ayudar".

Trate de usar más de un recurso. Por ejemplo, puede hacer planes para que su ser querido asista a un centro de cuidados para personas mayores los lunes y jueves y reciba un baño de un ayudante a domicilio los martes y viernes. Su hijo puede venir a preparar la cena una vez por semana, y su hija llevar a su ser querido a su casa para que pase con ella un fin de semana al mes.

Cómo evaluar la calidad del servicio

La forma en que un cuidador profesional interactúa con su ser querido podría tener un profundo impacto en el cuidado. Al medir la calidad de este último, trate de lograr un equilibrio entre abogar por su ser querido y no agobiar al personal con demasiados detalles menores. Tenga presente que puede estar limitado en cuanto al control que tiene sobre ciertos asuntos, como el cuarto que ocupa su ser querido o la proporción del personal respecto a los residentes. Trate de identificar la manera en que tienen impacto los diversos problemas sobre la experiencia de su ser querido y esté dispuesto a dejar pasar aquellos que tengan un efecto mínimo.

Si le preocupa la calidad del cuidado

Antes de discutir un asunto con un proveedor de cuidados, pregúntese:

- ¿Realmente importa este asunto?
- ¿A quién afectará el problema?
- ¿Está en riesgo de sufrir daño físico mi ser querido?
- ¿Qué tan dramáticamente mejorará la calidad de vida de mi ser querido si se atiende este asunto?

Por ejemplo, si su padre vive en un asilo y es frecuente que él y su compañero de cuarto usen la ropa del otro, ¿a quién afecta esta práctica? Por otra parte, si su padre se pone agresivo durante la hora del baño cuando está a cargo de un miembro particular del personal, al señalar este problema, puede ayudar a calmar la situación.

Al mismo tiempo, es importante que usted participe en las decisiones que aseguran que se están cubriendo las necesidades de su ser querido. La mejor manera de hacer que esto suceda es mantener abiertas las líneas de comunicación. Ofrezca su colaboración como miembro del equipo y asegure al personal su deseo de ser parte de dicho equipo. Acérquese a los miembros de dicho personal de una

Cómo saber cuándo es necesario el cambio

La seguridad y el bienestar de su ser querido son de importancia primordial. Si tiene serias preocupaciones acerca de cualquiera de estos aspectos, es posible que deba buscar una nueva agencia o institución que le ayude. Si tiene graves dudas acerca de un proveedor de cuidados específico, busque ayuda de inmediato. Reporte las señales de abuso físico, emocional o financiero a las autoridades adecuadas.

En EUA hay una organización de defensa que investiga las demandas contra los proveedores de cuidados en cada estado. Para comunicarse con el representante estatal —un oficial público asignado para investigar sus quejas— busque en el directorio telefónico o verifique con la Agencia del Envejecimiento del Área o Asociación de Alzheimer. También puede llamar al departamento local de servicios sociales para comunicarse con un trabajador social que trabaje en servicios de protección para adultos o con adultos vulnerables.

manera amable y asertiva, y esté preparado para escuchar las razones detrás de un método en particular.

Determine la cadena de mando de la organización y la persona apropiada a la cual debe acudir con sus problemas. Es probable que un asunto en particular deba tratarse con un cuidador, mientras que las preocupaciones sobre el plan general de cuidados deban tratarse con el equipo administrativo. Si tiene un problema sustancial y no obtiene resultados, recorra hacia arriba la cadena de mando.

Evaluación de su situación financiera

Los costos asociados con los cuidados para una persona con enfermedad de Alzheimer pueden ser altos. La Asociación de

Lista de finanzas

Es posible que la siguiente información sobre su ser querido sea necesaria en los preparativos para evaluar las opciones financieras para el cuidado:

- Cuentas bancarias y de tarjetas de crédito
- Testamento
- Pólizas de seguros incluyendo los de vida, salud, propietario de inmuebles, automóvil y cuidado a largo plazo
- Beneficios de retiro incluyendo pensiones, rentas vitalicias, Seguro Social, cuentas individuales de retiro o planes Keogh.
- Certificados de acciones y bonos
- Escrituras e hipotecas de inmuebles
- Títulos vehiculares
- Préstamos al consumidor y deudas sobresalientes
- Registros de impuestos estatales y federales a los ingresos
- Cajas fuertes de depósito y llaves de éstas
- Números de seguridad social y Medicare
- Información para comunicarse con abogados, contadores y agentes de seguros

Adaptado de *Alzheimer's Disease: Legal and Financial Facts You Should Know*, the American Health Assistance Foundation, 1998.

Alzheimer informa que las familias gastan un promedio casi a $175,000 dólares a lo largo del curso de la enfermedad. Los ahorros personales, las inversiones y propiedades pueden ser fuentes de ingresos para ayudar a cubrir estos costos. Usted y su ser querido también pueden ser candidatos para diversos servicios financieros que les ayuden a costear gastos. Es vital que sea consciente de estos recursos.

Cuando se prepare para los aspectos financieros de la provisión de cuidados, consulte con un planeador financiero, un abogado especializado en patrimonios o un contador experimentado sobre los planes de pago para las alternativas de cuidado. Encuentre cuánto dinero puede obsequiarse a los familiares, cuánto puede guardar el cónyuge y la mejor manera de utilizar los recursos financieros disponibles para usted.

Antes de reunirse con la persona, compile toda la información importante acerca de los bienes de su ser querido (vea "Lista de finanzas"). Considere los gastos potenciales asociados con el cuidado, incluyendo las citas médicas, los fármacos de prescripción, los servicios y los suministros para el cuidado. Trabaje con su consultor financiero con el fin de crear estrategias para manejar las inversiones y bienes e identificar los recursos financieros.

Si planea usar una opción de cuidado como servicios de salud a domicilio o una forma alternativa de alojamiento, el pago puede discutirse antes de la contratación. Pregunte a la agencia cuáles son sus opciones de pago. Cada alternativa de cuidado puede tener requerimientos específicos en lo tocante a las formas de pago que aceptarán.

Servicios financieros

Los servicios financieros que pueden estar disponibles para ayudarlo incluyen los seguros de salud, los beneficios por retiro, los beneficios para veteranos, los créditos por impuestos y los programas especiales a través del Seguro Social.

Opciones por seguros de salud

Los seguros financiados por el gobierno como Medicare y Medicaid — este último conocido en algunos estados como asistencia médica— y los seguros privados se encuentran entre las opciones financieras que puede utilizar para pagar los cuidados y servicios médicos.

Medicare. Es un programa federal estadounidense de seguridad en la salud para gente de 65 años en adelante que reciben beneficios del Seguro Social. El programa cubre algunos costos asociados con la

Obtención de beneficios totales de Medicare por el diagnóstico de un ser querido (en EUA)

Medicare le paga 80 por ciento de los costos asociados con la evaluación y el diagnóstico de Alzheimer de su ser querido. Pero cuando se reciben las declaraciones médicas, es posible que descubra que Medicare sólo cubrió 50 por ciento de los costos. ¿Por qué la discrepancia?

Los médicos cobran por el diagnóstico de la enfermedad de Alzheimer bajo códigos diagnósticos diferentes. Esta enfermedad tiene el código 331 y se cubre en una tasa de 80 por ciento. La depresión (código 311) y la demencia presenil (código 290) tienen códigos más viejos y se cubren en una tasa de 50 por ciento.

Cuando los médicos le cobran a Medicare, señalan el diagnóstico primario en primer lugar y después el secundario. Para recibir la cobertura de 80 por ciento de Medicare, el médico debe señalar la enfermedad de Alzheimer como diagnóstico primario. Si, por ejemplo, el médico diagnostica depresión al mismo tiempo que Alzheimer, lo cual es común, y pone a la depresión, y no al Alzheimer, como el diagnóstico primario, sólo tendrá cubiertos 50 por ciento de los costos.

El reembolso de parte de Medicare puede ser complicado y difícil de comprender. Averigüe en su Agencia del Envejecimiento del Área para ver si hay programas comunitarios para ayudarle a enfrentar los gastos. Si cree que no ha recibido reembolso total de Medicare debido a los códigos de costos, hable con el administrador de su médico.

enfermedad de Alzheimer, incluyendo parte de los procedimientos diagnósticos lo mismo que visitas de seguimiento e internación en hospitales. Bajo circunstancias específicas —cuando su ser querido requiere cuidados especializados para una condición que es capaz de mejorar— Medicare cubrirá servicios de salud a domicilio, terapia física, suministros y equipos médicos, y servicios sociales médicos. Asimismo, Medicare cubrirá muchos costos de hospicio. Por otra parte, no cubrirá el cuidado para personas mayores, el pago de cuidadores suplentes, los fármacos de prescripción, los suministros para incontinencia, las vitaminas ni los suplementos nutricionales.

Medicare pagará hasta por 100 días de cuidado en asilos pero, de nuevo, sólo bajo circunstancias especiales. Su ser querido tendrá que haber permanecido internado en un hospital por lo menos tres en los últimos 30 días y debe requerir en ese momento cuidado experto todos los días por el mismo padecimiento por el cual fue hospitalizado. Cumplir con estas especificaciones puede ser difícil, y la mayoría de la gente que hace una solicitud no recibe los 100 días de cobertura. Medicare también pagará por los servicios de hospicio, los cuales están disponibles durante los últimos meses de vida. Para mayor información, vaya a *www.medicare.gov.*

Medicaid. En algunos estados se conoce como asistencia médica. El programa ayuda a pagar costos médicos para los estadounidenses de bajos ingresos. Dado que Medicaid es un programa federal administrado por el sistema individual de bienestar de cada estado, los beneficios y requisitos de elegibilidad varían de un estado a otro. Si su ser querido es candidato, se cubrirán la mayor parte de los costos del asilo, junto con muchos otros costos de cuidado médico. La pregunta clave es si su ser querido puede ser candidato. Es importante planear con anticipación, incluso si aún cuida a la persona en su propia casa. Verifique con su agencia de servicios sociales para mayor información. También visite a *www.cms.gov.*

Seguros privados. Los planes privados varían de manera dramática en su cobertura y beneficio. Algunas pólizas de seguros de cuidado a largo plazo pagarán por parte del costo de un asilo pero pueden estipular la razón para la admisión y el objetivo del cuidado. Por ejemplo, algunas pólizas sólo pagan por la atención en el asilo que supuestamente mejorará la condición de su ser querido, como el tratamiento para una fractura en cadera.

Hable con su agente de seguros acerca de las pólizas que posee su ser querido. Sea consciente de que la buena salud es con frecuencia el prerrequisito para obtener una póliza. Una vez que su ser querido recibe el diagnóstico de Alzheimer, es posible que no logre añadir ninguna póliza de seguro de salud, cuidado a largo plazo o seguro de vida. Y, por lo general, entre más joven se enrole, menor será la cantidad que tenga que pagar.

Administración de veteranos (en EUA)

Si su ser querido es un veterano, verifique con el Departamento de Asuntos de Veteranos (VA por sus siglas en inglés) y su hospital local de VA. Es posible que su ser querido sea candidato para permanecer en un hospital VA en lugar de un asilo. Los VA también pueden ayudar a pagar hasta seis meses de cuidados en un asilo o proporcionar cuidadores suplentes o servicios de apoyo a la familia. El miembro local del Congreso puede ayudarle a obtener los beneficios del Departamento de Asuntos de Veteranos si es necesario. Para mayor información, visite *www.va.gov.*

Crédito en impuestos

Ciertos gastos para cuidados o tratamientos médicos pueden ser deducibles de impuestos ya sea para su ser querido o para usted, si declara que la persona es dependiente. Por ejemplo, si usted trabaja y necesita emplear cuidadores suplentes, es posible que reciba una deducción por parte de este gasto. Ciertos costos de asilo que Medicare y Medicaid no cubren también pueden ser deducibles.

Para asegurarse de que está recibiendo información apropiada acerca de las deducciones de impuestos, trabaje con un contador con experiencia. Comuníquese con su Asociación de Alzheimer local para estar al día con las últimas noticias sobre las leyes fiscales para cuidadores. Para mayor información vaya a *www.irs.ustreas.gov.*

Programas de Seguridad Social

Para mayor información sobre los beneficios por incapacidad del Seguro Social o el ingreso suplementario de seguridad, comuníquese con la oficina de la Administración del Seguro Social o visite su sitio en red en *www.ssa.gov.*

Final de la vida

La gente puede vivir con enfermedad de Alzheimer por 20 años o más, aunque el curso promedio de la enfermedad es de ocho a doce años. Es muy raro que el Alzheimer sea la causa primaria de la muerte. Casi siempre, la neumonía, insuficiencia cardiaca congestiva o una complicación asociada con los efectos debilitantes del Alzheimer es la causa primaria. De manera muy semejante a la de otras etapas de la enfermedad, es posible hacer arreglos para ayudarle a enfrentar este tiempo difícil.

Planeamiento del funeral

Aunque quizá no desee pensar en la muerte, a muchas familias les resulta más fácil hacer los arreglos para el entierro y funeral mientras su ser querido aún vive. Esto puede incluir arreglos para una autopsia. Estos planes le permiten, en el momento del fallecimiento, estar con su familia y concentrarse en enfrentarlo, en lugar de tener que tomar decisiones difíciles y costosas en el momento de su pena. Para obtener ayuda, acuda con un director de funerales o, si lo prefiere, con un miembro del clero. Algunos programas financieros, como Medicaid, le permitirán gastar una cierta cantidad de dinero en arreglos funerarios previamente pagados.

Hospicio

Puede internar a su ser querido en un hospicio durante sus seis últimos meses de vida. La atención en dichos hospicios incluye cuidado personal, equipo médico como camas de hospital y cómodos, y apoyo a la pena de los familiares. Los servicios pueden prestarse a domicilio o en otras formas de alojamiento. El médico debe llenar la documentación necesaria para que su ser querido sea candidato. Algunos programas están disponibles a través de clínicas y hospitales y otros a través de organizaciones privadas.

Para poder usar los servicios de un hospicio, debe decidir suspender cualquier tratamiento que prolongue la vida de su ser querido y concentrarse sólo en las medidas de comodidad. Por ejemplo, es posible que decida ya no usar respiradores, resucitación cardiopulmonar (RCP), antibióticos y nutrición e hidratación artificiales (alimentación por sondas e hidratación intravenosa). Esto no significa que está proporcionando suicidio asistido. Más bien, es

Síntomas de las etapas finales de Alzheimer

A veces es difícil para el médico diagnosticar cuando alguien está sufriendo los síntomas de las últimas etapas del Alzheimer. Por lo general, la persona estará postrada en cama y será incapaz de caminar. Es probable que pierda peso, sufra convulsiones, tenga dificultades para tragar y ya no pueda hablar. Es posible que se muestre pasiva y requiera cuidados totales.

Quizá se pregunte si su ser querido es consciente de lo que sucede a su alrededor en esta última etapa de la enfermedad. Aunque el cuerpo y la mente están en un proceso de deterioro, es probable que su ser querido aún sea consciente de su cuidado y afecto. Tome sus manos. Acaricie su frente. Diga lo que tenga que decir para cerrar su relación. Al despedirse, recuerde que la enfermedad de Alzheimer nunca cambiará el impacto que su ser querido tuvo en su vida y en el mundo.

una decisión planeada de no tratar en forma agresiva las enfermedades médicas. Todavía puede proporcionar analgésicos y oxígeno para ayudar a su ser querido a estar cómodo. Las últimas peticiones como los testamentos vitalicios y los poderes legales para el cuidado de la salud, pueden ayudarle a tomar estas decisiones de acuerdo con los deseos de su ser querido.

Recursos adicionales

Administration on Aging (AOA)

330 Independence Ave. S.W.
Washington, DC 20201
202-619-7501
www.aoa.gov

Agency for Healthcare Research and Quality

2101 E. Jefferson St., Suite 501
Rockville, MD 20852
301-594-1364
www.ahcpr.gov

The Alzheimer Association

National Headquarters
919 N. Michigan Ave., Suite 1100
Chicago, IL 60611-1676
312-335-8700 u 800-272-3900
www.alz.org

Alzheimer's Disease Education and Referral Center (ADEAR)

P.O. Box 8250
Silver Spring, MD 20907-8250
301-495-3311 u 800-438-4380
www.alzheimers.org/adear

Alzheimer's Disease International

45-46 Lower Marsh
London SE1 7RG
United Kingdom
44-20-7620 3011
www.alz.co.uk

American Association of Homes and Services for the Aging

2519 Connecticut Ave. N.W.
Washington, DC 20008-1520
202-783-2242
www.aahsa.org

American Association of Retired Persons (AARP)

601 E. St. N.W.
Washington, DC 20049
202-434-2277 u 800-424-3410
www.aarp.org

American Health Assistance Foundation

15825 Shady Grove Road, Suite 140
Rockville, MD 20850
301-948-3244 u 800-437-2423
www.ahaf.org

Area Agencies on Aging

(Administradas por la Administration on Aging)
Índice de centros estado por estado:
www.aoa.gov/aoa/pages/state.html

Center for Drug Evaluation and Research

Food and Drug Administration
5600 Fishers Lane
Rockville, MD 20857-0001
888-463-6332
www.fda.gov.cder

Centers for Medicare and Medicaid Services

7500 Security Blvd.
Baltimore, MD 21244-1850
410-786-3000
www.cms.hhs.gov

CenterWatch Clinical Trials Listing Service

22 Thomson Place, 36T1
Boston, MA 02210-1212
617-856-5900
www.centerwatch.com

Eldercare Locator

(Administrado por la Administration on Aging)
800-677-1116
www.eldercare.gov

Family Caregiver Alliance

690 Market St., Suite 600
San Francisco, CA 94104
415-434-3388
www.caregiver.org

National Association of State Units on Aging

1201 15th St. N.W., Suite 350
Washington, DC 20005
202-898-2578
www.nasua.org

National Council on the Aging

409 Third St. S.W., Suite 200
Washington, DC 20024
202-479-1200
www.ncoa.org

National Hospice and Palliative Care Organization

1700 Diagonal Road, Suite 625
Alexandria, VA 22314
703-837-1500
www.nhpco.org

National Institute of Mental Health (NIMH)

NIMH Public Inquiries
6001 Executive Blvd., Room 8184, MSC 9663
Bethesda, MD 20892-9663
301-443-4513
www.nimh.nih.gov

National Institute of Neurological Disorders and Stroke

P.O. Box 5801
Bethesda, MD 20824
301-496-5751 u 800-352-9424
www.ninds.nih.gov

National Institutes of Health Clinical Center

6100 Executive Blvd., Suite 3CO1, MSC 7511
Bethesda, MD 20892-7511
301-496-2563 u 800-411-1222
www.cc.nih.gov

National Institute on Aging

Building 31, Room 5C27
31 Center Drive, MSC 2292
Bethesda, MD 20892
301-496-1752
www.nia.nih.gov

National Library of Medicine

8600 Rockville Pike
Bethesda, MD 20894
888-346-3656
www.nlm.nih.gov

Society for Neuroscience

11 Dupont Circle N.W., Suite 500
Washington, DC 20036
202-462-6688
www.sfn.org

Índice

H

I

L

M

P

Q

R

S